The Building Blocks of the Universe: Understanding the Standard Model for Student

ब्रह्मांड के निर्माण खंड: छात्रों के लिए मानक मॉडल को समझना

Bhanu Prasad

Copyright © [2023]

Title: The Building Blocks of the Universe: Understanding the Standard Model for Student

Author's: Bhanu Prasad

All rights reserved. No part of this publication may be reproduced, stored in a retrieval system, or transmitted in any form or by any means, electronic, mechanical, photocopying, recording, or otherwise, without the prior written permission of the publisher or author, except in the case of brief quotations embodied in critical reviews and certain other non-commercial uses permitted by copyright law.

This book was printed and published by [Publisher's: **Bhanu Prasad**] in [2023]

ISBN:

3

TABLE OF CONTENT

Chapter 1: Introduction to the Universe 07

- What is the universe made of?
- History of our understanding of the universe
- The scientific method and its role in understanding the universe
- Introduction to the Standard Model

Chapter 2: Building Blocks of Matter 18

- What are atoms made of?
- Protons, neutrons, and electrons
- Quarks and leptons
- The properties of particles

Chapter 3: Forces in Action 29

- What are the forces that hold the universe together?
- The electromagnetic force
- The strong force
- The weak force
- Gravity and the quest for a Theory of Everything

Chapter 4: Interactions and Discoveries   39

- How do particles interact with each other?
- Particle accelerators and detectors
- Recent discoveries in particle physics
- The future of particle physics research

Chapter 5: The Universe at Play   53

- How do the Standard Model particles play a role in the universe?
- Nuclear reactions and the birth of stars
- The life cycle of stars
- Understanding the universe through the Standard Model

TABLE OF CONTENT

अध्याय 1: ब्रह्माण्ड का परिचय [तारों से भरे रात के आकाश की छवि] 07

- ब्रह्माण्ड किससे बना है?
- ब्रह्माण्ड के बारे में हमारी समझ का इतिहास
- वैज्ञानिक पद्धति और ब्रह्माण्ड को समझने में उसकी भूमिका
- मानक मॉडल का परिचय

अध्याय 2: पदार्थ के निर्माण खंड [प्रोटॉन, न्यूट्रॉन और इलेक्ट्रॉनों को दिखाने वाले परमाणु के मॉडल की छवि] 18

- परमाणु किससे बने होते हैं?
- प्रोटॉन, न्यूट्रॉन और इलेक्ट्रॉन
- क्वार्क और लेप्टॉन
- कणों के गुण

अध्याय 3: क्रिया में बल [चार मौलिक बलों को दर्शाने वाला आरेख]   29

- वे कौन से बल हैं जो ब्रह्माण्ड को एक साथ रखते हैं?
- विद्युत चुम्बकीय बल
- प्रबल बल
- दुर्बल बल
- गुरुत्वाकर्षण और सब कुछ के सिद्धांत की खोज

अध्याय 4: अंतःक्रियाएँ और खोजें [कण त्वरक की छवि]   39

- कण एक दूसरे के साथ कैसे क्रिया करते हैं?
- कण त्वरक और डिटेक्टर
- कण भौतिकी में हाल की खोजें
- कण भौतिकी अनुसंधान का भविष्य

अध्याय 5: ब्रह्माण्ड का खेल [सुपरनोवा विस्फोट की छवि]   53

- मानक मॉडल के कण ब्रह्माण्ड में किस तरह की भूमिका निभाते हैं?
- नाभिकीय अभिक्रियाएँ और तारों का जन्म
- तारों का जीवन चक्र
- मानक मॉडल के माध्यम से ब्रह्माण्ड को समझना

Chapter 1: Introduction to the Universe

अध्याय 1: ब्रह्माण्ड का परिचय [तारों से भरे रात के आकाश की छवि]

ब्रह्माण्ड के रहस्य: छात्रों के लिए मानक मॉडल की सरल समझ

आदिकाल से ही मनुष्य ने सितारों से भरे आकाश की ओर देखा है और आश्चर्य किया है कि ब्रह्माण्ड किससे बना है। हमारी उत्पत्ति कहाँ से हुई है और क्या हम अकेले हैं? इन सवालों ने पीढ़ियों को मोहित किया है और वैज्ञानिकों को उनका उत्तर खोजने के लिए प्रेरित किया है।

इस पुस्तक में, हम एक रोमांचक यात्रा पर निकलेंगे, ब्रह्माण्ड के निर्माण खंडों की खोज करेंगे और मानक मॉडल के बारे में जानेंगे, जो एक शक्तिशाली सिद्धांत है जो हमारे चारों ओर मौजूद सभी पदार्थ और ऊर्जा को समझाने का प्रयास करता है।

अध्याय 1: रहस्य का पर्दा उठाना

ब्रह्माण्ड का अध्ययन करने के लिए वैज्ञानिक प्राचीन काल से ही आकाश का अवलोकन करते आए हैं। उन्होंने नक्षत्रों को नाम दिया, ग्रहों की गति का मानचित्रण किया, और दूर के आकाशगंगाओं की झलक पाने का प्रयास किया।

प्रारंभिक विचारों में, ब्रह्माण्ड को स्थिर और पृथ्वी के केंद्र में माना जाता था। हालांकि, जैसे-जैसे हमारी प्रौद्योगिकी में सुधार हुआ, वैज्ञानिकों ने यह समझना शुरू किया कि ब्रह्मांड वास्तव में बहुत बड़ा, लगातार विस्तार कर रहा है, और अविश्वसनीय रूप से गतिशील है।

आज, हमारे पास आधुनिक दूरबीनें, अंतरिक्ष यान और सेंसर हैं जो हमें ब्रह्मांड के सबसे दूर के कोनों का पता लगाने की अनुमति देते हैं। हम तारों के जन्म और मृत्यु का निरीक्षण कर सकते हैं, ब्लैक होल के रहस्यों को उजागर कर सकते हैं, और ब्रह्मांड के निर्माण के प्रारंभिक क्षणों को भी देख सकते हैं।

अध्याय 2: परमाणु के अंदर की दुनिया

हमारी यात्रा की शुरुआत में, हमें ब्रह्मांड के सबसे छोटे निर्माण खंडों को समझने की आवश्यकता है। हम सभी परमाणुओं से बने हैं, और परमाणु स्वयं छोटे कणों से बने होते हैं जिन्हें इलेक्ट्रॉन, प्रोटॉन और न्यूट्रॉन कहा जाता है।

इलेक्ट्रॉन सबसे हल्के होते हैं और परमाणु के केंद्र के चारों ओर तेजी से घूमते हैं, एक नाभिक बनाते हैं। नाभिक में प्रोटॉन और न्यूट्रॉन होते हैं, जो इलेक्ट्रॉनों से बहुत भारी होते हैं। प्रोटॉन सकारात्मक रूप से चार्ज होते हैं, जबकि न्यूट्रॉन बिना चार्ज के होते हैं।

ये तीन कण मिलकर ब्रह्मांड में सभी परमाणुओं की विभिन्न विविधताओं का निर्माण करते हैं।

अध्याय 3: अदृश्य बलों का नृत्य

परमाणुओं को एक साथ रखने और ब्रह्मांड को व्यवस्थित करने के लिए, हमें बलों की अवधारणा को समझना होगा। ये बल अदृश्य हैं, लेकिन वे ब्रह्मांड के सभी पदार्थों के बीच अंतःक्रियाओं को निर्देशित करते हैं।

चार मौलिक बल हैं जो ब्रह्मांड में सभी अज्ञात बलों को जन्म देते हैं:

- गुरुत्वाकर्षण: यह बल सबसे बड़े पैमानों पर कार्य करता है, आकाशगंगाओं और सितारों को एक साथ खींचता है।
- विद्युत चुम्बकीय बल: यह बल परमाणुओं के बीच विद्युत और चुंबकीय आकर्षण और प्रतिकर्षण के लिए जिम्मेदार है।
- प्रबल बल: यह बल नाभिक के भीतर प्रोटॉन और न्यूट्रॉन को एक साथ रखता है।
- दुर्बल बल: यह बल कुछ प्रकार के रेडियोधर्मिता और अन्य दुर्लभ परमाणु प्रक्रियाओं के लिए जिम्मेदार है।

ब्रह्माण्ड के रहस्य का उद्घाटन: ब्रह्माण्ड की हमारी समझ का इतिहास

आदिकाल से ही, मनुष्य ने तारों से भरे आकाश को देखा है और यह जानने की कोशिश की है कि ब्रह्माण्ड क्या है और यह कैसे बना है। इस ज्ञान की खोज ने हमारी सभ्यताओं को आकार दिया है, दर्शन, धर्म और विज्ञान को जन्म दिया है।

प्रारंभिक अवधारणाएं: ब्रह्माण्ड के मिथक और मॉडल

प्रारंभिक मानव सभ्यताओं ने ब्रह्माण्ड को देवताओं और आध्यात्मिक शक्तियों के दायरे के रूप में देखा। उन्होंने सितारों और ग्रहों को देवताओं के रूप में माना और उनके व्यवहार के लिए पौराणिक कथाएं बनाईं। धीरे-धीरे, प्रारंभिक वैज्ञानिकों ने अवलोकन और तर्क का उपयोग करते हुए ब्रह्माण्ड को समझाने के लिए मॉडल बनाने शुरू किए।

यूनानी विचारक और आकाश का अवलोकन

यूनानी खगोलविदों, जैसे अरस्तू और टॉलेमी, ने ब्रह्माण्ड को एक स्थिर और पृथ्वी केंद्रित मॉडल के रूप में माना। उन्होंने आकाश के गणितीय मॉडल विकसित किए और ग्रहों की गति का मानचित्रण किया। हालांकि, उनके मॉडल में कुछ अशुद्धियाँ थीं, जिन्हें बाद में खगोलविदों ने समझाया।

नया दृष्टिकोण: पुनर्जागरण और वैज्ञानिक क्रांति

पुनर्जागरण के दौरान, एक वैज्ञानिक क्रांति ने ब्रह्माण्ड के बारे में हमारी समझ को बदल दिया। निकोलस कोपरनिकस ने सूर्यकेंद्रित मॉडल का प्रस्ताव रखा, जिसमें सूर्य को ब्रह्माण्ड के केंद्र में रखा गया था और ग्रह उसके चारों ओर घूमते थे। इस विचार को गैलीलियो गैलीली और जोहान्स

केप्लर द्वारा दूरबीन के आविष्कार और ग्रहों की गति के बारे में नए सिद्धांतों के विकास के साथ आगे बढ़ाया गया था।

आधुनिक युग: ब्रह्माण्ड का विस्तार और नई खोजें

बीसवीं शताब्दी में, एडविन हबल ने ब्रह्माण्ड के विस्तार की खोज की, जिससे बिग बैंग सिद्धांत का जन्म हुआ। इस सिद्धांत के अनुसार, ब्रह्माण्ड एक घने, गर्म अवस्था से शुरू हुआ और तब से लगातार फैल रहा है। आधुनिक खगोलविदों ने ब्रह्माण्ड के बारे में हमारी समझ को और बढ़ा दिया है, जिसमें ब्लैक होल, आकाशगंगाओं का विकास, और ब्रह्माण्ड की संरचना और सामग्री के बारे में खोज शामिल हैं।

वैज्ञानिक उपकरणों की भूमिका: ब्रह्माण्ड के रहस्यों को उजागर करना

आधुनिक खगोलविज्ञान में, शक्तिशाली दूरबीनों, अंतरिक्ष यानों और सेंसरों का उपयोग करके ब्रह्माण्ड के रहस्यों को उजागर किया जाता है। हम दूर की आकाशगंगाओं का अध्ययन कर सकते हैं, तारों के जीवन और मृत्यु का निरीक्षण कर सकते हैं, और ब्रह्माण्ड के निर्माण के शुरुआती क्षणों की झलक पा सकते हैं।

भविष्य की खोज: ब्रह्माण्ड के रहस्यों का अन्वेषण जारी है

हमारी ब्रह्माण्ड के बारे में समझ लगातार बढ़ रही है, लेकिन अभी भी बहुत कुछ खोजा जाना बाकी है। वैज्ञानिक ब्रह्माण्ड के रहस्यों को उजागर करने के लिए नई तकनीकों का विकास कर रहे हैं, जैसे कि अधिक शक्तिशाली दूरबीनें और अंतरिक्ष मिशन। वे ब्रह्माण्ड के मूलभूत नियमों को भी समझने की कोशिश कर रहे हैं, जैसे कि गुरुत्वाकर्षण का रहस्य और ब्रह्माण्ड में अंधेरे पदार्थ और अंधेरे ऊर्जा की प्रकृति।

आइजैक न्यूटन और गुरुत्वाकर्षण का रहस्य

आइजैक न्यूटन ने गुरुत्वाकर्षण के सार्वभौम नियम को विकसित किया, जिसने ब्रह्माण्ड में गतियों को समझाने का एक नया तरीका प्रदान किया। उन्होंने दिखाया कि गुरुत्वाकर्षण ही वह बल है जो ग्रहों को सूर्य के चारों ओर घूमने के लिए बाध्य करता है और चंद्रमा को पृथ्वी के चारों ओर चक्कर लगाने के लिए बाध्य करता है।

आधुनिक युग में ब्रह्माण्ड का अन्वेषण

आधुनिक युग में, वैज्ञानिकों ने ब्रह्मांड के बारे में हमारी समझ को और बढ़ा दिया है। उन्होंने शक्तिशाली दूरबीनों का उपयोग करके दूर के आकाशगंगाओं का पता लगाया है, ग्रहों के सिस्टम और ब्लैक होल की खोज की है, और बिग बैंग सिद्धांत का विकास किया है, जो ब्रह्माण्ड की उत्पत्ति का वर्णन करता है।

आज का ब्रह्माण्ड: नए सवालों और संभावनाओं की ओर

आज, ब्रह्मांड के बारे में अभी भी बहुत कुछ सीखना बाकी है। वैज्ञानिक डार्क मैटर और डार्क एनर्जी के रहस्यों को उजागर करने के लिए काम कर रहे हैं, ब्रह्माण्ड की उत्पत्ति के बारे में अधिक जानने की कोशिश कर रहे हैं, और यह पता लगाने की कोशिश कर रहे हैं कि क्या ब्रह्माण्ड में जीवन कहीं और मौजूद है।

वैज्ञानिक पद्धति: ब्रह्माण्ड को समझने की कुंजी

ब्रह्माण्ड के रहस्यों को उजागर करने के लिए मनुष्य के पास सबसे शक्तिशाली उपकरणों में से एक है, और वह है वैज्ञानिक पद्धति। यह तर्क और प्रमाण पर आधारित एक व्यवस्थित प्रक्रिया है जो हमें प्राकृतिक दुनिया को समझने में मदद करती है। वैज्ञानिक पद्धति के बिना, हम ब्रह्माण्ड के बारे में बहुत कम जानते होंगे।

कैसे काम करती है वैज्ञानिक पद्धति?

वैज्ञानिक पद्धति में निम्नलिखित चरण शामिल हैं:

1. प्रेक्षण: किसी प्राकृतिक घटना या समस्या का अवलोकन करना।
2. प्रश्न बनाना: अवलोकन के आधार पर एक प्रश्न तैयार करना जिसका उत्तर खोजा जाना है।
3. परिकल्पना बनाना: प्रश्न का संभावित उत्तर तैयार करना, जिसे परिकल्पना कहा जाता है।
4. अनुमान लगाना: यदि परिकल्पना सही है, तो क्या होगा, इसका अनुमान लगाना।
5. प्रयोग करना: परिकल्पना का परीक्षण करने के लिए एक प्रयोग करना।
6. डाटा का विश्लेषण करना: प्रयोग से प्राप्त डेटा का विश्लेषण करना और देखना कि क्या यह परिकल्पना का समर्थन करता है।
7. निष्कर्ष निकालना: डेटा के आधार पर निष्कर्ष निकालना और परिकल्पना को स्वीकार करना या अस्वीकार करना।

ब्रह्माण्ड समझने में वैज्ञानिक पद्धति का महत्व

वैज्ञानिक पद्धति ब्रह्माण्ड को समझने के लिए अत्यंत महत्वपूर्ण है क्योंकि यह हमें निम्नलिखित करने में सक्षम बनाती है:

- विश्वसनीय ज्ञान प्राप्त करना: वैज्ञानिक पद्धति सुनिश्चित करती है कि हम जो ज्ञान प्राप्त करते हैं वह प्रमाण पर आधारित है और अटकलों पर नहीं।
- प्राकृतिक दुनिया का वर्णन और व्याख्या करना: वैज्ञानिक पद्धति हमें प्राकृतिक घटनाओं का कारण और प्रभाव संबंध स्थापित करने में मदद करती है।
- नई खोजें करना: वैज्ञानिक पद्धति हमें नई खोजें करने और ब्रह्माण्ड के बारे में हमारी समझ को बढ़ाने में मदद करती है।
- ज्ञान का प्रसार करना: वैज्ञानिक पद्धति हमें अपने ज्ञान को दूसरों के साथ साझा करने और वैज्ञानिक समुदाय में सहयोग करने में मदद करती है।

वैज्ञानिक पद्धति के उदाहरण

- गुरुत्वाकर्षण बल: आइजैक न्यूटन ने एक सेब को पेड़ से गिरते देखा और आश्चर्य किया कि यह क्यों गिरता है। उन्होंने गुरुत्वाकर्षण के बल की परिकल्पना की और इसका परीक्षण करने के लिए प्रयोग किए। उनके प्रयोगों ने उनकी परिकल्पना का समर्थन किया और गुरुत्वाकर्षण के बारे में हमारी समझ को बढ़ाया।
- ब्लैक होल: ब्लैक होल का सिद्धांत उस समय एक परिकल्पना थी जब तक कि वैज्ञानिकों ने उनके अस्तित्व का प्रमाण नहीं पाया। उन्होंने दूरबीनों का उपयोग करके ब्लैक होल के प्रभावों का अवलोकन किया और अंततः उनके अस्तित्व की पुष्टि की।
- ब्रह्माण्ड का विस्तार: एडविन हबल ने दूर के आकाशगंगाओं से प्राप्त प्रकाश का अध्ययन किया और पाया कि वे पृथ्वी से दूर जा रहे हैं। इससे उन्होंने ब्रह्माण्ड के विस्तार के बारे में बिग बैंग सिद्धांत का प्रस्ताव रखा।

वैज्ञानिक पद्धति की सीमाएं

हालांकि वैज्ञानिक पद्धति शक्तिशाली है, इसकी कुछ सीमाएं भी हैं:

- वैज्ञानिक पद्धति केवल प्राकृतिक दुनिया की घटनाओं पर लागू होती है।
- कुछ प्राकृतिक घटनाओं का प्रयोग करना मुश्किल या असंभव हो सकता है।
- वैज्ञानिक पद्धति हमेशा निश्चित उत्तर नहीं दे सकती है।

ब्रह्माण्ड के कणों का नृत्य: मानक मॉडल का परिचय

कभी सोचा है कि इस विशाल ब्रह्माण्ड को किसने बनाया है? हमारे आसपास सब कुछ कैसे काम करता है? सितारे कैसे चमकते हैं? ग्रह कैसे घूमते हैं? इन सवालों के जवाब खोजने में वैज्ञानिकों ने सदियों से मेहनत की है। और इस खोज में एक शक्तिशाली सिद्धांत सामने आया है, जिसे मानक मॉडल कहते हैं।

मानक मॉडल क्या है? यह ब्रह्माण्ड के मूलभूत कणों और उनके बीच के बलों का एक विस्तृत नक्शा है। यह उन छोटे-छोटे निर्माण खंडों को समझने का प्रयास करता है जो हर चीज, चींटी से लेकर विशालतम तारे तक, का निर्माण करते हैं।

ब्रह्माण्ड के निर्माण खंड: क्वार्क और लेप्टॉन

मानक मॉडल के अनुसार, ब्रह्माण्ड दो प्रकार के मूल कणों से बना है:

- **क्वार्क:** ये छोटे, अविभाज्य कण प्रोटॉन और न्यूट्रॉन जैसे बल कणों का निर्माण करते हैं, जो बदले में परमाणुओं का मूल बनाते हैं। क्वार्क छह प्रकार के होते हैं: अप, डाउन, स्ट्रेंज, चार्म, टॉप और बॉटम। (छवि: क्वार्क के छह प्रकारों को दर्शाने वाला आरेख)
- **लेप्टॉन:** ये कण इलेक्ट्रॉन, म्यूऑन और टॉ जैसे कणों को शामिल करते हैं। इलेक्ट्रॉन परमाणुओं के चारों ओर घूमते हैं और बिजली का संचालन करते हैं। अन्य लेप्टॉन कम आम हैं और अक्सर रेडियोधर्मी क्षय में उत्पन्न होते हैं। (छवि: विभिन्न लेप्टॉन कणों का चित्रण)

बलों का नृत्य: कणों के बीच का अंतर्क्रिया

कण सिर्फ बेतरतीब ढंग से फैले हुए नहीं हैं। वे चार मौलिक बलों के प्रभाव में लगातार एक-दूसरे से टकराते और बातचीत करते हैं:

गुरुत्वाकर्षण: यह बल ब्रह्माण्ड की सबसे बड़ी संरचनाओं, जैसे आकाशगंगाओं और ग्रहों, को एक साथ खींचता है।

विद्युत चुम्बकीय बल: यह बल इलेक्ट्रॉन और प्रोटॉन जैसे आवेशित कणों के बीच आकर्षण और प्रतिकर्षण को नियंत्रित करता है, जिससे परमाणुओं और अणुओं का निर्माण होता है।

प्रबल बल: यह शक्तिशाली बल क्वार्क को एक साथ प्रोटॉन और न्यूट्रॉन के अंदर बांधे रखता है।

दुर्बल बल: यह बल कुछ रेडियोधर्मी क्षय और अन्य दुर्लभ प्रक्रियाओं के लिए जिम्मेदार है। (छवि: चार मौलिक बलों को दर्शाने वाला आरेख)

मानक मॉडल इन बलों को समझने और कणों के बीच होने वाली विभिन्न प्रकार की अंतर्क्रियाओं की व्याख्या करने में अविश्वसनीय रूप से सफल रहा है। यह हमें न केवल हमारी दुनिया को बल्कि ब्रह्माण्ड के अन्य कोनों में होने वाली घटनाओं को समझने का मार्गदर्शन देता है।

मानक मॉडल की शक्ति और सीमाएं

मानक मॉडल ने ब्रह्माण्ड के बारे में हमारी समझ में क्रांति ला दी है, लेकिन यह अभी भी पूर्ण नहीं है। कुछ महत्वपूर्ण सवालों के जवाब अभी बाकी हैं:

डार्क मैटर और डार्क एनर्जी: ब्रह्माण्ड के अधिकांश द्रव्यमान और ऊर्जा इन रहस्यमय घटकों से बने हैं, लेकिन अभी तक हम इनका पता नहीं लगा पाए हैं।

गुरुत्वाकर्षण का एकीकरण: मानक मॉडल गुरुत्वाकर्षण को अन्य बलों के साथ उसी तरह से नहीं समझाता है। भौतिकविदों को अभी भी एक सिद्धांत विकसित करने की आवश्यकता है जो सभी बलों को एक साथ जोड़ता है।

Chapter 2: Building Blocks of Matter

अध्याय 2: पदार्थ के निर्माण खंड [प्रोटॉन, न्यूट्रॉन और इलेक्ट्रॉनों को दिखाने वाले परमाणु के मॉडल की छवि]

परमाणु: पदार्थ का सबसे छोटा निर्माण खंड

हर चीज, चाहे वह चट्टान का टुकड़ा हो, एक फूल की पंखुड़ी हो या आपका अपना शरीर, छोटे निर्माण खंडों से बना है जिन्हें परमाणु कहा जाता है। परमाणु इतने छोटे हैं कि आप उन्हें नग्न आंखों से नहीं देख सकते हैं, लेकिन वे सभी पदार्थ का मूलभूत आधार हैं।

परमाणु की संरचना

परमाणु में तीन मुख्य भाग होते हैं:

- नाभिक: यह परमाणु का केंद्र है और इसमें प्रोटॉन और न्यूट्रॉन होते हैं। प्रोटॉन धनावेशित कण होते हैं, जबकि न्यूट्रॉन बिना चार्ज के होते हैं। नाभिक परमाणु के कुल द्रव्यमान का लगभग 99.94% बनाता है।
- इलेक्ट्रॉन: ये ऋणावेशित कण हैं जो नाभिक के चारों ओर विशिष्ट ऊर्जा स्तरों में तेजी से घूमते हैं। इलेक्ट्रॉनों परमाणु के आकार का अधिकांश भाग बनाते हैं, लेकिन बहुत कम द्रव्यमान रखते हैं।
- इलेक्ट्रॉन कक्षीय: ये क्षेत्र हैं जहां इलेक्ट्रॉनों को नाभिक के चारों ओर घूमने की सबसे अधिक संभावना है। इन कक्षों को ऊर्जा स्तरों में विभाजित किया गया है, और प्रत्येक स्तर में एक निश्चित संख्या में इलेक्ट्रॉन हो सकते हैं।

परमाणु की विविधता

हालांकि सभी परमाणुओं में एक ही मूल संरचना होती है, विभिन्न प्रकार के परमाणु होते हैं जो विभिन्न तत्वों का निर्माण करते हैं। तत्वों को उनके प्रोटॉन की संख्या से पहचाना जाता है। उदाहरण के लिए, हाइड्रोजन में एक प्रोटॉन होता है, हीलियम में दो प्रोटॉन होते हैं, और इसी तरह आगे बढ़ते हैं।

परमाणु एक दूसरे से मिलकर अणु बनाते हैं। अणु दो या दो से अधिक परमाणुओं का एक संयोजन है जो एक साथ बंधे होते हैं। अणु सभी प्रकार के पदार्थों का निर्माण करते हैं, जैसे पानी, कार्बन डाइऑक्साइड और प्रोटीन।

परमाणुओं के गुण

परमाणुओं के कई गुण होते हैं जो उनके व्यवहार को निर्धारित करते हैं। इन गुणों में शामिल हैं:

आकार: परमाणु बहुत छोटे होते हैं, लगभग 10^{-10} मीटर व्यास के होते हैं।

द्रव्यमान: परमाणुओं का द्रव्यमान भी बहुत कम होता है, लगभग 10^{-27} किलोग्राम।

आवेश: परमाणु आमतौर पर तटस्थ होते हैं, जिसका अर्थ है कि उनके पास इलेक्ट्रॉनों की संख्या प्रोटॉन की संख्या के बराबर होती है। हालांकि, कभी-कभी इलेक्ट्रॉनों को परमाणु से निकाला या जोड़ा जा सकता है, जिससे एक आयन बन जाता है।

रासायनिक गुण: परमाणु विभिन्न प्रकार के बंधन बनाने में सक्षम होते हैं, जिससे विभिन्न प्रकार के रासायनिक यौगिक बनते हैं।

परमाणुओं का महत्व

परमाणु सभी पदार्थ का मूलभूत निर्माण खंड हैं और ब्रह्माण्ड में सभी रासायनिक प्रतिक्रियाओं के लिए जिम्मेदार हैं। परमाणुओं के बारे में समझना न केवल हमारी दुनिया को बल्कि जीवन के रहस्य को भी उजागर करने में महत्वपूर्ण है।

उपसंहार

परमाणु छोटे भले ही हों, लेकिन वे शक्तिशाली हैं। वे सब कुछ बनाते हैं जो हम देखते और छूते हैं। परमाणुओं के बारे में हमारी समझ लगातार बढ़ रही है, और यह नया ज्ञान हमें नई प्रौद्योगिकियों को विकसित करने और ब्रह्माण्ड के बारे में हमारी समझ को और बढ़ाने में मदद कर सकता है।

पदार्थ के आधारभूत स्तंभ: प्रोटॉन, न्यूट्रॉन और इलेक्ट्रॉन

हमारे चारों ओर की दुनिया, जिसमें हम स्वयं भी शामिल हैं, अविश्वसनीय रूप से विविध और जटिल है। लेकिन इस सभी विविधता और जटिलता के मूल में, कुछ छोटे, अविभाज्य निर्माण खंड हैं जिन्हें हम प्रोटॉन, न्यूट्रॉन और इलेक्ट्रॉन कहते हैं।

आइए इन कणों की गहराई में उतरें और समझें कि वे मिलकर कैसे पदार्थ के सभी रूपों का निर्माण करते हैं।

प्रोटॉन: बलवान और धनावेशित

परमाणु के नाभिक में रहने वाले छोटे, धनावेशित कणों को प्रोटॉन कहा जाता है। वह परमाणु का "हृदय" है, और वह है जो तत्वों को एक दूसरे से अलग करता है। प्रत्येक तत्व में प्रोटॉन की एक विशिष्ट संख्या होती है; उदाहरण के लिए, हाइड्रोजन में एक प्रोटॉन होता है, हीलियम में दो होते हैं, और इसी तरह आगे बढ़ते हैं। प्रोटॉन परमाणु के द्रव्यमान का अधिकांश भाग बनाते हैं, जो इसे स्थिरता प्रदान करता है।

न्यूट्रॉन: शांत और बिना चार्ज

प्रोटॉन के करीबी साथी न्यूट्रॉन हैं। वे भी नाभिक में रहते हैं, लेकिन प्रोटॉन के विपरीत, उनका कोई विद्युत आवेश नहीं होता है। न्यूट्रॉन प्रोटॉन के साथ मिलकर नाभिक को एक साथ रखते हैं, जिससे परमाणु को स्थिरता मिलती है। न्यूट्रॉन की संख्या भी तत्वों में भिन्न होती है और विभिन्न प्रकार के समस्थानिकों को जन्म देती है।

इलेक्ट्रॉन: नृत्य करते हुए नकारात्मक आवेश

इलेक्ट्रॉन नाभिक के चारों ओर विशिष्ट कक्षाओं में तेजी से घूमते हैं। वे बहुत हल्के कण हैं और प्रोटॉन के विपरीत, उनका ऋणात्मक आवेश होता है। इलेक्ट्रॉन परमाणु के आकार का अधिकांश भाग बनाते हैं, लेकिन द्रव्यमान में बहुत कम योगदान करते हैं। वे रासायनिक बंध बनाने में शामिल होते हैं, जो अणुओं को बनाने और पदार्थ के विभिन्न रूपों को जन्म देने की अनुमति देते हैं।

एक साथ खेलते हुए: परमाणु और अणु

प्रोटॉन, न्यूट्रॉन और इलेक्ट्रॉन मिलकर परमाणु बनाते हैं। एक साथ, वे पदार्थ के बुनियादी निर्माण खंड हैं। परमाणु विभिन्न प्रकार के बंधन बनाकर एक दूसरे से जुड़ सकते हैं, जिससे अणु बनते हैं। अणु पदार्थ के अधिक जटिल रूपों का निर्माण करते हैं, जैसे पानी, कार्बन डाइऑक्साइड और प्रोटीन।

पदार्थ के रहस्यों को उजागर करना

प्रोटॉन, न्यूट्रॉन और इलेक्ट्रॉन का अध्ययन करने से हमें पदार्थ के बारे में गहराई से समझने में मदद मिलती है। वैज्ञानिक इन कणों के गुणों को समझने के लिए शक्तिशाली उपकरणों और प्रयोगों का उपयोग करते हैं। यह समझ हमें नई सामग्री विकसित करने, रासायनिक प्रतिक्रियाओं को नियंत्रित करने और जीवन के रहस्यों को उजागर करने में मदद कर सकती है।

उपसंहार

प्रोटॉन, न्यूट्रॉन और इलेक्ट्रॉन छोटे कणों से ज्यादा हैं। वे पदार्थ के निर्माण खंड हैं और हमारे चारों ओर की दुनिया के बारे में हमारी समझ को गहरा करने में महत्वपूर्ण भूमिका निभाते हैं। भविष्य में, इन कणों के बारे में

हमारे ज्ञान को आगे बढ़ाने से हमें नई खोजों को करने और ब्रह्माण्ड के रहस्यों को उजागर करने में मदद मिल सकती है।

ब्रह्माण्ड के मूल कण: क्वार्क और लेप्टॉन

हमारी दुनिया को देखते हुए, हम अक्सर यह सोचते हैं कि सब कुछ ठोस और अपरिवर्तनीय है। लेकिन पदार्थ की सतह के नीचे, एक अदृश्य दुनिया छिपी हुई है, जहां छोटे, अविभाज्य कण ब्रह्माण्ड का नृत्य करते हैं। इन कणों में से दो महत्वपूर्ण समूह हैं, जिन्हें क्वार्क और लेप्टॉन कहा जाता है।

क्वार्क: पदार्थ के सबसे छोटे बिल्डिंग ब्लॉक्स

क्वार्क इतने छोटे होते हैं कि उनकी कल्पना करना मुश्किल है। वे परमाणु के नाभिक के अंदर भी नहीं पाए जाते, बल्कि प्रोटॉन और न्यूट्रॉन जैसे बल कणों के अंदर बंधे होते हैं। छह प्रकार के क्वार्क होते हैं: अप, डाउन, स्ट्रेंज, चार्म, टॉप और बॉटम। ये क्वार्क अलग-अलग गुण रखते हैं, लेकिन सभी मिलकर प्रोटॉन, न्यूट्रॉन और अन्य बल कणों का निर्माण करते हैं।

क्वार्क लगातार एक-दूसरे से टकराते और बातचीत करते हैं, जो ब्रह्माण्ड की विभिन्न घटनाओं को जन्म देता है। उनका व्यवहार बल के चार मौलिक बलों से नियंत्रित होता है: गुरुत्वाकर्षण, विद्युत चुम्बकीय बल, प्रबल बल और दुर्बल बल। उदाहरण के लिए, प्रबल बल क्वार्क को प्रोटॉन और न्यूट्रॉन के अंदर बांधे रखता है, जबकि विद्युत चुम्बकीय बल परमाणुओं के बीच बंधन बनाने में मदद करता है।

लेप्टॉन: इलेक्ट्रॉन और उनके अदृश्य साथी

लेप्टॉन दूसरा महत्वपूर्ण कण समूह है। सबसे परिचित लेप्टॉन इलेक्ट्रॉन है, जो परमाणुओं के चारों ओर कक्षाओं में घूमता है। इलेक्ट्रॉन बिजली के प्रवाह के लिए जिम्मेदार होते हैं और रासायनिक बंधनों के निर्माण में महत्वपूर्ण भूमिका निभाते हैं।

लेप्टॉन के अन्य प्रकार भी हैं, जिनमें म्यूऑन और टॉ शामिल हैं। ये इलेक्ट्रॉन के समान व्यवहार करते हैं, लेकिन उनके द्रव्यमान अधिक होते हैं और वे प्रकृति में दुर्लभ होते हैं। लेप्टॉन गुरुत्वाकर्षण, विद्युत चुम्बकीय बल और दुर्बल बल के साथ भी बातचीत करते हैं, लेकिन प्रबल बल के साथ नहीं।

क्वार्क और लेप्टॉन का नृत्य: ब्रह्माण्ड की सिम्फनी

क्वार्क और लेप्टॉन ब्रह्माण्ड के हर कण का निर्माण करते हैं, जिसका अर्थ है कि वे हर घटना में, एक सितारे के चमकने से लेकर बिजली की चमक तक, एक भूमिका निभाते हैं। उनका नृत्य ब्रह्माण्ड की सिम्फनी का आधार है, जिसके नियमों को समझने से हमें न केवल हमारी दुनिया बल्कि पूरे ब्रह्माण्ड के बारे में गहराई से समझने में मदद मिलती है।

क्वार्क और लेप्टॉन के रहस्य: ब्रह्माण्ड की खोज जारी

हालांकि हम क्वार्क और लेप्टॉन के बारे में काफी कुछ जानते हैं, लेकिन उनके बारे में अभी भी बहुत कुछ सीखना बाकी है। वैज्ञानिक लगातार इन कणों के गुणों का अध्ययन कर रहे हैं और उनके व्यवहार को नियंत्रित करने वाले बलों को समझने की कोशिश कर रहे हैं। कुछ महत्वपूर्ण सवाल अभी भी अनसुलझे हैं, जैसे कि डार्क मैटर और डार्क एनर्जी के रहस्य, जिनके बारे में माना जाता है कि वे ब्रह्माण्ड के अधिकांश द्रव्यमान और ऊर्जा का निर्माण करते हैं।

उपसंहार:

क्वार्क और लेप्टॉन ब्रह्माण्ड के दो सबसे महत्वपूर्ण कण समूह हैं। वे हमारी दुनिया के निर्माण खंड हैं और ब्रह्माण्ड के हर घटना में एक भूमिका निभाते हैं। इन कणों के बारे में हमारी समझ लगातार बढ़ रही है, लेकिन अभी भी बहुत कुछ सीखना बाकी है।

कणों का नृत्य: गुणों का अनोखा नाटक

हमारी दुनिया एक अद्भुत नृत्य का मंच है, जहां छोटे-छोटे कण लगातार घूमते, टकराते और एक-दूसरे से बातचीत करते हैं। ये कण, अदृश्य और अकल्पनीय रूप से छोटे, ब्रह्माण्ड के मूलभूत निर्माण खंड हैं। लेकिन क्या उन्हें सिर्फ छोटे टुकड़े समझना काफी है? बिल्कुल नहीं! इन कणों के पास कई आकर्षक गुण होते हैं, जो उनके नृत्य को और भी दिलचस्प बनाते हैं। आइए कुछ महत्वपूर्ण गुणों पर नज़र डालें:

1. द्रव्यमान का रहस्य:

कणों का द्रव्यमान एक अजीब खेल है। कुछ कण, जैसे इलेक्ट्रॉन और न्यूट्रिनो, बेहद हल्के होते हैं, लगभग न के बराबर। वहीं, अन्य कण, जैसे टॉप क्वार्क और हिग्स बोसोन, इतने भारी होते हैं कि उनकी कल्पना करना भी मुश्किल है। यह द्रव्यमान का अंतर न केवल कणों के व्यवहार को प्रभावित करता है, बल्कि ब्रह्माण्ड की संरचना और विकास में भी महत्वपूर्ण भूमिका निभाता है।

2. आवेश का चमत्कार:

कुछ कणों की जेब में एक छोटा सा जादू का पत्थर होता है, जिसे आवेश कहते हैं। ये कण, जैसे प्रोटॉन और इलेक्ट्रॉन, या तो धनावेशित या ऋणावेशित होते हैं। विपरीत आवेश आकर्षित होते हैं, जबकि समान आवेश विकर्षित करते हैं। यह आवेश का बल ही परमाणुओं को स्थिर रखता है, अणुओं का निर्माण करता है और बिजली के संचालन में मदद करता है।

3. स्पिन का रहस्य:

कण सिर्फ एक स्थान पर थिरके हुए नहीं होते। वे अपनी धुरी पर भी घूमते हैं, एक प्रकार का आंतरिक नृत्य करते हैं। इस घूर्णन को स्पिन कहते हैं, और यह भी कणों के व्यवहार को प्रभावित करता है। उदाहरण के लिए, इलेक्ट्रॉन के स्पिन की दिशा चुंबकीय क्षेत्रों के साथ कैसे बातचीत करती है, यह हमारे इलेक्ट्रॉनिक उपकरणों के काम करने का आधार है।

4. बल का खेल:

कण अकेले नहीं खेलते। वे चार मौलिक बलों के अनूठे नाटक में एक-दूसरे से जुड़े होते हैं। गुरुत्वाकर्षण बड़े पैमाने पर चीजों को एक साथ खींचता है, जबकि विद्युत चुम्बकीय बल परमाणुओं को जोड़ता है। प्रबल बल क्वार्क को एक साथ प्रोटॉन और न्यूट्रॉन के अंदर बांधे रखता है, और दुर्बल बल रेडियोधर्मी क्षय जैसे दुर्लभ प्रक्रियाओं के लिए जिम्मेदार है। ये बल कणों के नृत्य को नियंत्रित करते हैं और ब्रह्माण्ड की संरचना को आकार देते हैं।

5. तरंग और कण का दोहरापन:

कणों का व्यवहार कभी-कभी समझ से बाहर हो सकता है। वे एक ही समय में तरंग और कण दोनों की तरह व्यवहार कर सकते हैं। यह दोहरापन का रहस्य है, जो क्वांटम यांत्रिकी के नियमों द्वारा नियंत्रित होता है। यह दोहरापन वैज्ञानिकों को अभी भी हैरान कर रहा है, लेकिन यह आधुनिक तकनीकों के विकास, जैसे लेजर और सुपरकंप्यूटर, का आधार है।

6. कणों का क्षय:

कण हमेशा अमर नहीं होते। कुछ कण अस्थिर होते हैं और समय के साथ अन्य कणों में क्षय हो जाते हैं। यह क्षय प्रक्रिया ब्रह्माण्ड में नए कणों का जन्म देती है और रेडियोधर्मी विकिरण का आधार है। कण क्षय का

अध्ययन हमें ब्रह्माण्ड के विकास और ब्रह्माण्ड के अतीत के बारे में जानकारी दे सकता है।

कणों के गुणों का महत्व:

कणों के गुणों को समझना ब्रह्माण्ड के बारे में हमारी समझ को बढ़ाने के लिए आवश्यक है। यह हमें न केवल पदार्थ के व्यवहार की भविष्यवाणी करने में मदद करता है, बल्कि नई तकनीकों और प्रौद्योगिकियों का विकास भी करता है। उदाहरण के लिए, कण त्वरक जैसे शक्तिशाली उपकरणों का उपयोग करके वैज्ञानिक नए कणों की खोज कर रहे हैं और ब्रह्माण्ड के बुनियादी नियमों को समझने की कोशिश कर रहे हैं।

अनसुलझे रहस्य:

हालांकि हम कणों के बारे में काफी कुछ जानते हैं, लेकिन अभी भी बहुत कुछ सीखना बाकी है। कुछ अनसुलझे रहस्य, जैसे कि डार्क मैटर और डार्क एनर्जी का अस्तित्व, कणों के गुणों और व्यवहार के बारे में हमारी समझ को चुनौती देते हैं। भविष्य में, नए प्रयोग और खोज हमें इन रहस्यों को उजागर करने में मदद कर सकते हैं और ब्रह्माण्ड की हमारी समझ को और भी गहरा बना सकते हैं।

उपसंहार:

कण ब्रह्माण्ड के मूलभूत निर्माण खंड हैं, और उनके गुण और व्यवहार हमारी दुनिया को निर्धारित करते हैं। इन छोटे नर्तकों को समझना हमें ब्रह्माण्ड के बारे में गहराई से देखने और भविष्य के लिए नई खोजों और संभावनाओं के द्वार खोलने में मदद करता है। जैसा कि हम और अधिक खोज करते हैं,

Chapter 3: Forces in Action

अध्याय 3: क्रिया में बल [चार मौलिक बलों को दर्शाने वाला आरेख]

ब्रह्माण्ड का नृत्य: बलों का महाकाव्य

ब्रह्माण्ड एक विशाल और रहस्यमय स्थान है, जिसमें अनगिनत तारे, ग्रह, आकाशगंगाएँ और अन्य रहस्यमयी चीजें घूम रही हैं। लेकिन इतना विशाल और विविध होने के बावजूद, यह एक साथ कैसे टिका हुआ है? इसका जवाब चार मौलिक बलों में निहित है, जो ब्रह्माण्ड के कणों के बीच के नृत्य को नियंत्रित करते हैं।

1. गुरुत्वाकर्षण: ब्रह्माण्ड का सूत्रधार

गुरुत्वाकर्षण बल सभी बलों का राजा है। यह सभी द्रव्यमान के बीच आकर्षण का बल है, जो तारों और ग्रहों को एक साथ जोड़े रखता है। यह आकाशगंगाओं को समूहों में बांधता है और ब्रह्माण्ड के बड़े पैमाने पर संरचना को निर्धारित करता है। गुरुत्वाकर्षण का बल भले ही कमजोर हो, लेकिन यह पूरे ब्रह्माण्ड को एक साथ रखने के लिए काफी शक्तिशाली है।

2. विद्युत चुम्बकीय बल: जीवन का आधार

विद्युत चुम्बकीय बल परमाणुओं और अणुओं के बीच रासायनिक बंधनों का निर्माण करता है, जिससे जीवन के लिए आवश्यक सभी पदार्थों का निर्माण होता है। यह बल इलेक्ट्रॉनों को परमाणु के केंद्र के चारों ओर कक्षाओं में रखता है और रासायनिक प्रतिक्रियाओं को चलाता है। बिजली और चुंबकत्व भी विद्युत चुम्बकीय बल के परिणाम हैं।

3. प्रबल बल: नाभिक का रक्षक

प्रबल बल नाभिक के अंदर क्वार्क को एक साथ बांधे रखने का बल है। यह प्रोटॉन और न्यूट्रॉन को तोड़ने से रोकता है और परमाणु को स्थिर रखता है। प्रबल बल अविश्वसनीय रूप से शक्तिशाली है, लेकिन यह नाभिक के अंदर ही काम करता है और परमाणु से परे इसका कोई प्रभाव नहीं पड़ता।

4. दुर्बल बल: सूक्ष्म और रहस्यमय

दुर्बल बल चार बलों में सबसे कमजोर है, लेकिन यह रेडियोधर्मिता और न्यूट्रॉन क्षय जैसे कुछ महत्वपूर्ण प्रक्रियाओं के लिए जिम्मेदार है। यह बल न्यूट्रॉन को प्रोटॉन और इलेक्ट्रॉन में क्षय करने की अनुमति देता है, जो रेडियोधर्मी तत्वों की ऊर्जा का स्रोत है। दुर्बल बल का अभी भी पूरा अध्ययन नहीं किया गया है, और इसके रहस्यों को उजागर करना भविष्य के वैज्ञानिक अनुसंधान का एक महत्वपूर्ण क्षेत्र है।

बलों का नृत्य: एक साथ काम करना

ये चार बल ब्रह्माण्ड के नृत्य को नियंत्रित करने के लिए एक साथ काम करते हैं। गुरुत्वाकर्षण बड़े पैमाने पर संरचना का निर्धारण करता है, जबकि विद्युत चुम्बकीय बल परमाणुओं और अणुओं के स्तर पर काम करता है। प्रबल बल नाभिक को स्थिर रखता है, और दुर्बल बल रेडियोधर्मिता जैसे महत्वपूर्ण प्रक्रियाओं के लिए जिम्मेदार है।

अनसुलझे सवाल: बल का एकीकरण

हालाँकि हम चार बलों को अलग-अलग समझते हैं, लेकिन वैज्ञानिकों का मानना है कि वे अंतर्निहित रूप से एक ही बल के अलग-अलग पहलु हैं। एक "संयुक्त बल सिद्धांत" विकसित करने का प्रयास चल रहा है, जो सभी

चार बलों को एक साथ समझाएगा। यह ब्रह्माण्ड के बारे में हमारी समझ में एक क्रांतिकारी प्रगति होगी और हमें इससे पहले के अनदेखे रहस्यों को उजागर करने में मदद कर सकती है।

उपसंहार:

ब्रह्माण्ड एक अविश्वसनीय रूप से जटिल और सुंदर जगह है, और चार मौलिक बल इस नृत्य को नियंत्रित करने वाले सूत्रधार हैं।

बिजली का जादू: विद्युत चुम्बकीय बल

हम हर रोज़ बिजली का इस्तेमाल करते हैं - बत्तियां जलाने से लेकर स्मार्टफोन चलाने तक। लेकिन क्या आप जानते हैं कि यह सब एक अदृश्य बल की वजह से होता है, जिसे विद्युत चुम्बकीय बल कहा जाता है? आइए इस बल के रहस्यों को उजागर करें और देखें कि वह हमारे जीवन को कैसे प्रभावित करता है।

1. आवेश का खेल: विद्युत चुम्बकीय बल आवेशित कणों के बीच आकर्षण और प्रतिकर्षण का बल है। कणों में धनात्मक या ऋणात्मक आवेश हो सकते हैं, और समान आवेश वाले कण एक-दूसरे को प्रतिकर्षित करते हैं, जबकि विपरीत आवेश वाले कण एक-दूसरे को आकर्षित करते हैं। यही कारण है कि बिजली के तारों को एक-दूसरे को नहीं छूना चाहिए, वरना स्पार्क हो सकता है!

2. परमाणुओं का नृत्य: विद्युत चुम्बकीय बल परमाणुओं के निर्माण और व्यवहार में महत्वपूर्ण भूमिका निभाता है। इलेक्ट्रॉन, जो ऋणात्मक आवेशित कण हैं, नाभिक के चारों ओर कक्षाओं में घूमते हैं। धनावेशित नाभिक इलेक्ट्रॉनों को आकर्षित करता है, लेकिन कणों के बीच लगातार गति के कारण इलेक्ट्रॉन नाभिक से दूर भी भागते रहते हैं। इस खींचतान और धक्का-मुक्की का संतुलन ही परमाणु को स्थिर रखता है।

3. रासायनिक बंधन का जादू: विद्युत चुम्बकीय बल विभिन्न तत्वों के परमाणुओं को एक-दूसरे से जोड़कर अणुओं का निर्माण करता है। परमाणुओं के बाहरी इलेक्ट्रॉन एक-दूसरे के साथ साझा कर सकते हैं या स्थानांतरित कर सकते हैं, जिससे आकर्षण बल बनते हैं और अणु बनते हैं। पानी, कार्बन डाइऑक्साइड और प्रोटीन जैसे सभी महत्वपूर्ण पदार्थ अणुओं से ही बनते हैं।

4. बिजली का चमत्कार: विद्युत चुम्बकीय बल बिजली का आधार है। जब आवेशित कण बड़ी मात्रा में गति करते हैं, तो वे चुंबकीय क्षेत्र बनाते हैं, और ये चुंबकीय क्षेत्र आपस में बातचीत कर बिजली के क्षेत्र उत्पन्न करते हैं। ये क्षेत्र ही तारों में बिजली के प्रवाह का कारण बनते हैं और बिजली के उपकरणों को चालू करते हैं।

5. प्रकाश का नृत्य: विद्युत चुम्बकीय बल प्रकाश के व्यवहार को भी प्रभावित करता है। प्रकाश वास्तव में विद्युत चुम्बकीय तरंगों का एक रूप है, और यह तरंगें उसी बल के कारण गमन करती हैं जो इलेक्ट्रॉनों को नाभिक के चारों ओर कक्षा में रखता है। प्रकाश विभिन्न सामग्रियों के साथ कैसे बातचीत करता है, यह भी विद्युत चुम्बकीय बल पर निर्भर करता है।

विद्युत चुम्बकीय बल का महत्व:

विद्युत चुम्बकीय बल हमारे जीवन का एक अनिवार्य हिस्सा है। यह परमाणुओं को स्थिर रखता है, अणुओं का निर्माण करता है, बिजली का संचालन करता है, और प्रकाश का मार्गदर्शन करता है। यह बल हमें इलेक्ट्रॉनिक उपकरणों, परिवहन के नए साधनों, और वैज्ञानिक खोजों के लिए नई संभावनाएं देता है।

अनसुलझे सवाल:

हालांकि हम विद्युत चुम्बकीय बल के बारे में काफी कुछ जानते हैं, लेकिन अभी भी कुछ रहस्य बाकी हैं। वैज्ञानिक यह समझने की कोशिश कर रहे हैं कि विद्युत चुम्बकीय बल अन्य मौलिक बलों के साथ कैसे जुड़ा हुआ है और भविष्य की तकनीकों के लिए इसका उपयोग कैसे किया जा सकता है।

नाभिक का रहस्य: प्रबल बल

ब्रह्माण्ड के भीतर, परमाणुओं के नाभिक में, एक अविश्वसनीय रूप से शक्तिशाली बल छिपा हुआ है। यह बल इतना मजबूत है कि प्रोटॉन और न्यूट्रॉन, जो परमाणु के भारी कण हैं, एक साथ बंधे रहते हैं, भले ही वे धनावेश से एक दूसरे को प्रतिकर्षित करते हों। इसे प्रबल बल कहा जाता है, और यह ब्रह्माण्ड के निर्माण में एक महत्वपूर्ण भूमिका निभाता है।

1. क्वार्क का नृत्य: प्रबल बल क्वार्क नामक छोटे कणों के बीच आकर्षण का बल है। प्रोटॉन और न्यूट्रॉन वास्तव में तीन क्वार्क से बने होते हैं, जो प्रबल बल द्वारा एक साथ बंधे होते हैं। यह बल इतना मजबूत है कि इसे तोड़ने के लिए अत्यधिक ऊर्जा की आवश्यकता होती है, यही कारण है कि परमाणु नाभिक इतना स्थिर है।

2. ग्लून्स के दूत: प्रबल बल कणों के बीच सीधे तौर पर काम नहीं करता है। इसके बजाय, यह ग्लून्स नामक बल वाहक कणों के माध्यम से कार्य करता है। ग्लून्स प्रोटॉन और न्यूट्रॉन के क्वार्क के बीच लगातार आदान-प्रदान करते रहते हैं, जिससे एक बल क्षेत्र बनता है जो उन्हें एक साथ बांधे रखता है। यह बल क्षेत्र इतना शक्तिशाली है कि न केवल क्वार्क को एक साथ रखता है, बल्कि उन्हें नाभिक के अंदर भी सीमित रखता है।

3. नाभिकीय स्थिरता का रहस्य: प्रबल बल का नाभिकीय स्थिरता पर महत्वपूर्ण प्रभाव पड़ता है। यदि बल बहुत कमजोर होता, तो नाभिक टूट जाते और परमाणुओं का अस्तित्व समाप्त हो जाता। दूसरी ओर, यदि बल बहुत मजबूत होता, तो हाइड्रोजन के बाद भारी तत्वों का निर्माण असंभव हो जाता। प्रबल बल का संतुलन ही तत्वों की विविधता और ब्रह्माण्ड की संरचना को जन्म देता है।

4. परमाणु से परे: प्रबल बल नाभिक के बाहर भी कुछ हद तक काम करता है। यह कुछ नाभिकीय क्षय प्रक्रियाओं में भी शामिल होता है, जैसे

कि बीटा क्षय, और भारी तत्वों के संलयन में महत्वपूर्ण भूमिका निभाता है, जिससे सूर्य जैसे तारों में ऊर्जा उत्पन्न होती है।

5. अनसुलझे रहस्य: प्रबल बल अभी भी पूरी तरह से समझा नहीं गया है। वैज्ञानिक यह समझने की कोशिश कर रहे हैं कि यह ग्लून्स के साथ कैसे बातचीत करता है, नाभिक के अंदर इसकी सटीक प्रकृति क्या है, और क्या यह अन्य मौलिक बलों के साथ किसी तरह से जुड़ा हुआ है। भविष्य में किए जाने वाले प्रयोग और शोध प्रबल बल के रहस्यों को उजागर कर सकते हैं और हमारे ब्रह्माण्ड के बारे में हमारी समझ को और गहरा कर सकते हैं।

प्रबल बल का महत्व:

प्रबल बल ब्रह्माण्ड के निर्माण और संरचना में एक महत्वपूर्ण भूमिका निभाता है। यह नाभिक को स्थिर रखता है, तत्वों की विविधता को जन्म देता है, और सूर्यों जैसे तारों में ऊर्जा का स्रोत है। इसके रहस्यों को समझना न केवल ब्रह्माण्ड के बारे में हमारी समझ को बढ़ाएगा, बल्कि नई तकनीकों और ऊर्जा स्रोतों के विकास में भी मदद कर सकता है।

उपसंहार:

प्रबल बल एक अदृश्य शक्ति है जो परमाणु के दिल में छिपी हुई है। यह ब्रह्माण्ड के निर्माण के लिए आवश्यक है और सूरज के प्रकाश से लेकर आपके फोन की स्क्रीन तक, हमारे जीवन के हर पहलू को प्रभावित करता है। भले ही यह अभी भी पूरी तरह से समझा नहीं गया है, प्रबल बल एक शक्तिशाली रहस्य है जो ब्रह्माण्ड के बारे में हमारे ज्ञान की सीमाओं को आगे बढ़ाता है और भविष्य के अनगिनत संभावनाओं का द्वार खोलता है।

दुर्बल बल: रहस्य और परिवर्तन का नृत्य

ब्रह्माण्ड के दिल में चार मौलिक बल सक्रिय हैं, जो कणों के बीच के नृत्य को नियंत्रित करते हैं। इनमें से एक दुर्बल बल है, जो सबसे कमजोर बल होने के बावजूद, ब्रह्माण्ड में महत्वपूर्ण भूमिका निभाता है। यह बल परिवर्तन का सूत्रधार है, जो स्थिरता को तोड़ता है और नए रूपों को जन्म देता है।

आइए दुर्बल बल के रहस्यों का पता लगाएं और देखें कि यह ब्रह्माण्ड को कैसे प्रभावित करता है:

1. अदृश्य नर्तक: दुर्बल बल नाभिक के अंदर प्रोटॉन और न्यूट्रॉन के बीच नहीं, बल्कि अन्य कणों के बीच काम करता है। ये कण लेप्टॉन कहलाते हैं, जिनमें इलेक्ट्रॉन, म्यूऑन और टॉ शामिल हैं। दुर्बल बल लेप्टॉन को एक प्रकार से दूसरे प्रकार में बदल सकता है, जिससे रेडियोधर्मिता जैसे महत्वपूर्ण प्रक्रियाएं उत्पन्न होती हैं।

2. विनाश का नृत्य: दुर्बल बल को "दुर्बल" कहा जाता है क्योंकि यह अन्य तीन मौलिक बलों की तुलना में बहुत कमजोर है। लेकिन इसका मतलब यह नहीं है कि यह महत्वहीन है। दुर्बल बल न्यूट्रॉन को प्रोटॉन, इलेक्ट्रॉन और एंटीन्यूट्रिनो में क्षय करने में मदद करता है, जो रेडियोधर्मिता का आधार है। रेडियोधर्मी तत्व जैसे यूरेनियम और रेडियम इस क्षय के माध्यम से ऊर्जा छोड़ते हैं, जिसका उपयोग बिजली उत्पादन और चिकित्सा क्षेत्र में किया जाता है।

3. जीवन का चिंगारी: दुर्बल बल जीवन के लिए भी महत्वपूर्ण है। यह सूर्य में हाइड्रोजन को हीलियम में फ्यूज करने में मदद करता है, जिससे ऊर्जा पैदा होती है जो पृथ्वी पर जीवन को शक्ति देती है। इसके अलावा, यह कोशिकाओं में न्यूट्रॉन को प्रोटॉन में बदल सकता है, जो डीएनए की

मरम्मत और उत्परिवर्तन में भूमिका निभाता है, जिससे जीवन के विकास और अनुकूलन में योगदान मिलता है।

4. रहस्य का पर्दाफाश: दुर्बल बल अभी भी वैज्ञानिकों के लिए एक रहस्य बना हुआ है। हम इसके मूल सिद्धांतों को समझते हैं, लेकिन यह कैसे काम करता है और अन्य बलों के साथ कैसे जुड़ा हुआ है, इस बारे में बहुत कुछ सीखना बाकी है। भविष्य के अनुसंधान से दुर्बल बल के रहस्यों को उजागर करने और इसकी भूमिका को और अधिक समझने में मदद मिल सकती है।

5. संभावनाओं का द्वार: दुर्बल बल के बारे में हमारी समझ में प्रगति नई तकनीकों और अनुप्रयोगों का द्वार खोल सकती है। उदाहरण के लिए, रेडियोधर्मिता का बेहतर नियंत्रण चिकित्सा उपचार में सुधार ला सकता है और स्वच्छ ऊर्जा उत्पादन के लिए नए रास्ते खोल सकता है। साथ ही, दुर्बल बल के सिद्धांतों का उपयोग करके बेहतर कण त्वरक और डिटेक्टर बनाने में सहायता मिल सकती है, जो हमें ब्रह्माण्ड के अन्य रहस्यों को उजागर करने में मदद करेंगे।

दुर्बल बल का महत्व:

दुर्बल बल भले ही कमजोर हो, लेकिन यह ब्रह्माण्ड में एक शक्तिशाली प्रभाव रखता है। यह रेडियोधर्मिता, जीवन के निर्माण, और सूर्य की ऊर्जा उत्पादन के लिए महत्वपूर्ण है। इसके रहस्यों को समझना न केवल हमारे ब्रह्माण्ड के बारे में हमारी समझ को बढ़ाएगा, बल्कि भविष्य के लिए नई तकनीकों और चिकित्सा उपचारों के विकास में भी मदद कर सकता है।

उपसंहार:

दुर्बल बल एक छोटा-सा कण नर्तक है, जो ब्रह्माण्ड में परिवर्तन और ऊर्जा का नृत्य करता है। यह हमें याद दिलाता है कि सबसे छोटे कण भी सबसे बड़े प्रभाव डाल सकते हैं

Chapter 4: Interactions and Discoveries

अध्याय 4: अंतःक्रियाएँ और खोजें [कण त्वरक की छवि]

कणों का नृत्य: कैसे आपस में बातचीत करते हैं?

ब्रह्माण्ड छोटे-छोटे कणों से बना है, जो एक अदृश्य नृत्य में लगातार घूमते, टकराते और बातचीत करते रहते हैं। ये कण, जिनमें प्रोटॉन, न्यूट्रॉन, इलेक्ट्रॉन और अन्य शामिल हैं, हमारे आस-पास की हर चीज का निर्माण करते हैं और ब्रह्माण्ड में होने वाली हर घटना में शामिल होते हैं। लेकिन यह कण एक-दूसरे से कैसे बातचीत करते हैं? आइए इस कण नृत्य के कुछ प्रमुख तरीकों को देखें:

1. बल के चार सूत्रधार:

ब्रह्माण्ड में कणों के बीच बातचीत चार मौलिक बलों द्वारा नियंत्रित होती है: गुरुत्वाकर्षण, विद्युत चुम्बकीय बल, प्रबल बल और दुर्बल बल। ये बल कणों के बीच आकर्षण और प्रतिकर्षण का बल पैदा करते हैं, और इस बात का निर्धारण करते हैं कि वे कैसे एक-दूसरे को प्रभावित करते हैं।

2. गुरुत्वाकर्षण का खिंचाव:

गुरुत्वाकर्षण सबसे परिचित बल है। यह सभी द्रव्यमान के बीच आकर्षण का बल है, जो ग्रहों को सूर्य की ओर खींचता है और हमें जमीन पर टिकाए रखता है। हालांकि यह बल कमजोर होता है, लेकिन यह बड़े पैमाने पर संरचनाओं को निर्धारित करता है और ब्रह्माण्ड में वस्तुओं के आंदोलन को नियंत्रित करता है।

3. विद्युत चुम्बकीय नृत्य:

विद्युत चुम्बकीय बल परमाणुओं और अणुओं के स्तर पर सबसे महत्वपूर्ण बल है। यह आवेशित कणों के बीच आकर्षण और प्रतिकर्षण का बल है, जो इलेक्ट्रॉन को नाभिक के चारों ओर कक्षाओं में रखता है और रासायनिक बंधनों का निर्माण करता है। यह बल बिजली और चुंबकत्व के लिए भी जिम्मेदार है और हमारे दैनिक जीवन में कई तरह से उपयोग किया जाता है।

4. प्रबल बल का बंधन:

प्रबल बल नाभिक के अंदर प्रोटॉन और न्यूट्रॉन को एक साथ बांधे रखने का बल है। यह बल अविश्वसनीय रूप से शक्तिशाली है और नाभिक को टूटने से रोकता है। प्रबल बल तत्वों के अस्तित्व और नाभिकीय प्रक्रियाओं के लिए आवश्यक है।

5. दुर्बल बल का परिवर्तन:

दुर्बल बल सबसे कमजोर बलों में से एक है, लेकिन यह रेडियोधर्मिता जैसे महत्वपूर्ण प्रक्रियाओं के लिए जिम्मेदार है। यह बल न्यूट्रॉन को प्रोटॉन, इलेक्ट्रॉन और एंटीन्यूट्रिनो में बदलने में मदद करता है, जिससे ऊर्जा और अन्य कणों का उत्सर्जन होता है। दुर्बल बल कोशिकाओं में डीएनए की मरम्मत और उत्परिवर्तन में भी भूमिका निभाता है।

6. कणों का टकराव और बातचीत:

कण केवल आकर्षण और प्रतिकर्षण के माध्यम से बातचीत नहीं करते हैं। वे एक-दूसरे से टकराते भी हैं, जिससे ऊर्जा का आदान-प्रदान होता है और नए कणों का निर्माण हो सकता है। उदाहरण के लिए, सूर्य में

हाइड्रोजन परमाणुओं का टकराव हीलियम परमाणुओं में फ्यूज हो जाता है, जिससे ऊर्जा उत्पन्न होती है।

7. क्वांटम दुनिया का रहस्य:

कणों की बातचीत को समझने के लिए क्वांटम भौतिकी के सिद्धांतों को समझना आवश्यक है। क्वांटम दुनिया में, कण तरंग और कण दोनों की तरह व्यवहार करते हैं, और उनकी स्थिति और गति को पूरी तरह से निर्धारित करना असंभव है। यही कारण है कि कणों की बातचीत कभी-कभी अप्रत्याशित या अजीब लग सकती है।

कणों के महानाटक: त्वरक और संसूचक का नृत्य

ब्रह्माण्ड एक मंच है, जहाँ कण अविरत गति में घूमते, टकराते और नृत्य करते हैं। इस नृत्य के रहस्यों को उजागर करने के लिए, वैज्ञानिकों ने दो शक्तिशाली उपकरणों का निर्माण किया है: कण त्वरक और कण संसूचक। ये उपकरण मिलकर हमें कणों की दुनिया की गहराइयों में झांकने और उनके आश्चर्यजनक व्यवहार को समझने का अवसर देते हैं।

1. कण त्वरक: गति का जादूगर

कण त्वरक विद्युत चुम्बकीय बल का उपयोग करके कणों को अत्यधिक उच्च गति तक बढ़ाने के उपकरण हैं। विशाल चुंबकीय क्षेत्रों और विद्युत क्षेत्रों की एक श्रृंखला के माध्यम से, ये त्वरक कणों को प्रकाश की गति के करीब तक पहुंचा सकते हैं। इस अविश्वसनीय गति से टकराते हुए, कण अत्यधिक ऊर्जा पैदा करते हैं, जो हमें ब्रह्माण्ड में होने वाली अत्यधिक ऊर्जावान घटनाओं का अध्ययन करने में सक्षम बनाता है।

2. विभिन्न प्रकार के त्वरक:

कण त्वरक कई प्रकार के होते हैं, जिनमें से प्रत्येक अपने-अपने तरीके से कणों को गति प्रदान करता है। कुछ सामान्य प्रकारों में लीनियर त्वरक, चक्रीय त्वरक और सुपरकोलाइडर शामिल हैं। प्रत्येक प्रकार के त्वरक के अपने फायदे और नुकसान होते हैं, और वैज्ञानिक उनका उपयोग विभिन्न प्रकार के कणों और प्रयोगों के लिए करते हैं।

3. टकराव का रंगमंच:

जब अत्यधिक गति वाले कण त्वरक से बाहर निकलते हैं, तो उन्हें टकराव कक्ष में निर्देशित किया जाता है। इस कक्ष में, कण एक दूसरे से टकराते हैं, और इन टकरावों से विभिन्न प्रकार के कणों और विकिरण का निर्माण

होता है। इन टकरावों का अध्ययन करके, वैज्ञानिक ब्रह्माण्ड में होने वाली प्रक्रियाओं और बलों के बारे में जानकारी प्राप्त करते हैं।

4. संसूचक: कणों की आवाज सुनना

कणों के टकराव से उत्पन्न कणों और विकिरण को देखने के लिए, हमें शक्तिशाली संसूचकों की आवश्यकता होती है। ये उपकरण टकराव के बाद उत्पन्न होने वाले कणों और विकिरण की विशेषताओं को मापते हैं, और इस डेटा का उपयोग यह समझने के लिए किया जाता है कि टकराव के दौरान क्या हुआ। विभिन्न प्रकार के संसूचक होते हैं, जो विभिन्न प्रकार के कणों और विकिरण का पता लगा सकते हैं।

5. कण त्वरक और संसूचकों के अनुप्रयोग:

कण त्वरक और संसूचक ब्रह्माण्ड के बारे में हमारी समझ को बढ़ाने में महत्वपूर्ण भूमिका निभाते हैं। इन उपकरणों का उपयोग करके, वैज्ञानिक नई कणों की खोज कर रहे हैं, बलों के सिद्धांतों का परीक्षण कर रहे हैं, और ब्रह्माण्ड के शुरुआती दिनों के बारे में जानकारी प्राप्त कर रहे हैं। इसके अलावा, कण त्वरक और संसूचकों का उपयोग चिकित्सा और तकनीकी क्षेत्रों में भी किया जाता है, जैसे कि कैंसर का इलाज, नई सामग्रियों का विकास और उन्नत इमेजिंग तकनीकों का निर्माण।

6. चुनौतियां और भविष्य:

कण त्वरक और संसूचक तकनीकी रूप से बेहद जटिल उपकरण हैं। इनका निर्माण और संचालन करना एक बड़ी चुनौती है। भविष्य में, वैज्ञानिक और भी शक्तिशाली त्वरक और संसूचक बनाने की उम्मीद कर रहे हैं, जो हमें ब्रह्माण्ड के बारे में और भी गहराई से जानकारी प्राप्त करने में सक्षम बनाएंगे।

7. कणों के नृत्य का अर्थ:

कण त्वरक और संसूचक हमें ब्रह्माण्ड के दिल में होने वाले नृत्य को देखने और समझने का अवसर देते हैं। ये उपकरण हमें न केवल नए ज्ञान की खोज करने में सहायता करते हैं

कण भौतिकी के नए नक्षत्र: हाल में हुए महत्वपूर्ण खोज

ब्रह्माण्ड के रहस्यों को उजागर करने की यात्रा में, कण भौतिकी के वैज्ञानिक लगातार नए प्रयोगों और शोध से ज्ञान का विस्तार कर रहे हैं। पिछले कुछ वर्षों में हुए कुछ महत्वपूर्ण खोजों ने हमारी समझ को नए सिरे से परिभाषित किया है और भविष्य की संभावनाओं का द्वार खोल दिया है। आइए कुछ ऐसे ही हालिया खोजों की झलक देखें:

1. W बोसोन का भार: सैद्धांतिक सटीकता का प्रमाण

W बोसोन कमजोर बल का बल वाहक कण है, जो नाभिकीय क्षय और रेडियोधर्मिता जैसी प्रक्रियाओं में महत्वपूर्ण भूमिका निभाता है। 2022 में, CDF II और DØ सहयोगों ने W बोसोन के द्रव्यमान को पहले से कहीं अधिक सटीकता के साथ मापा। यह मापन मानक मॉडल के सैद्धांतिक भविष्यवाणियों के साथ काफी हद तक मेल खाता है, जिससे मानक मॉडल की वैधता को और बल मिला है।

2. क्वांटम गुरुत्वाकर्षण का पहला संकेत?

गुरुत्वाकर्षण को क्वांटम भौतिकी के नियमों के साथ जोड़ने का प्रयास वैज्ञानिकों के लिए एक बड़ी चुनौती है। 2022 में, ALPS प्रयोग ने एक संभावित संकेत देखा कि फोटॉन और अन्य कणों के बीच कमजोर गुरुत्वाकर्षण बातचीत हो सकती है। हालांकि इस खोज की पुष्टि की जरूरत है, लेकिन यह क्वांटम गुरुत्वाकर्षण के अस्तित्व की ओर एक महत्वपूर्ण कदम हो सकता है।

3. नए एक्सोटिक कणों की खोज:

कण त्वरक न केवल मौजूदा कणों के अध्ययन में मदद करते हैं, बल्कि नए कणों की भी खोज करते हैं। 2023 में, LHCb प्रयोग ने तीन नए

"पेंटाक्वार्क" कणों की खोज की, जो पांच क्वार्क से बने होते हैं। ये खोज क्वार्क के व्यवहार और बल की प्रकृति के बारे में हमारी समझ को चुनौती देते हैं।

4. म्यूऑन की विसंगति: मानक मॉडल से परे?

म्यूऑन इलेक्ट्रॉन का भारी भाई-बहन है, और दोनों कणों के व्यवहार में समानता होनी चाहिए। हालांकि, हाल के प्रयोगों ने दिखाया है कि म्यूऑन और इलेक्ट्रॉन के चुंबकीय क्षणों में थोड़ा सा विचलन है। यह विसंगति मानक मॉडल की भविष्यवाणियों के साथ मेल नहीं खाती है, और यह संकेत दे सकती है कि नए कण या बल मौजूद हैं जो मानक मॉडल में शामिल नहीं हैं।

5. अंधेरे पदार्थ के रहस्य को सुलझाने की ओर:

ब्रह्माण्ड के लगभग 85% पदार्थ अंधेरे पदार्थ से बना है, जो हमें दिखाई नहीं देता है। वैज्ञानिक यह समझने की कोशिश कर रहे हैं कि अंधेरे पदार्थ किस चीज से बना है और यह सामान्य पदार्थ के साथ कैसे बातचीत करता है। 2023 में, XENONnT प्रयोग ने अंधेरे पदार्थ के संभावित संकेतों का पता लगाने के लिए एक नया रिकॉर्ड बनाया। हालांकि अभी तक कोई निश्चित खोज नहीं हुई है, लेकिन इस तरह के प्रयोग हमें अंधेरे पदार्थ के रहस्यों को उजागर करने के करीब ला रहे हैं।

कण भौतिकी के भविष्य की संभावनाएं:

ये हालिया खोजें हमें ब्रह्माण्ड के बारे में बहुत कुछ बताती हैं, लेकिन वे अभी भी सवालों का एक खजाना खोलती हैं। भविष्य में, और भी शक्तिशाली कण त्वरक और संसूचक हमें नए कणों की खोज करने, बलों की प्रकृति को और अधिक गहराई से समझने, और ब्रह्माण्ड के मूल रहस्यों को उजागर करने में मदद करेंगे।

1. मुऑन g-2 विसंगति:

मुऑन एक इलेक्ट्रॉन जैसा कण है, लेकिन इसके द्रव्यमान लगभग 207 गुना अधिक है। वर्षों से, वैज्ञानिकों ने मापा है कि मुऑन का चुंबकीय क्षण, जो इसके स्पिन और आवेश से जुड़ा एक गुण है, मानक मॉडल द्वारा भविष्यवाणी की तुलना में थोड़ा अलग है। इस विसंगति को "मुऑन g-2 विसंगति" के रूप में जाना जाता है। 2021 में, फर्मिलैब में म्यूऑन g-2 प्रयोग ने इस विसंगति की पुष्टि की, जो मानक मॉडल में मौजूद छिपे हुए भौतिकी के संकेत हो सकते हैं।

2. नया पेंटाक्वार्क:

2019 में, LHCb प्रयोग ने एक नए पेंटाक्वार्क कण की खोज की घोषणा की। पेंटाक्वार्क एक ऐसा कण है जिसमें पांच क्वार्क होते हैं, जो कणों के बुनियादी निर्माण खंड हैं। इस खोज से पता चलता है कि क्वार्क कैसे एक साथ बंध सकते हैं और ब्रह्माण्ड में कणों की विविधता बढ़ाता है।

3. न्यूट्रिनो द्रव्यमान का संकेत:

न्यूट्रिनो लगभग द्रव्यमानहीन कण माने जाते थे, जो कमजोर बल में भूमिका निभाते हैं। हालांकि, हाल के वर्षों में, प्रयोगों ने सुझाव दिया है कि न्यूट्रिनो में वास्तव में एक छोटा सा द्रव्यमान हो सकता है। 2020 में, DUNE प्रयोग को शुरू किया गया था, जो न्यूट्रिनो द्रव्यमान को और अधिक सटीक रूप से मापने का प्रयास करेगा। न्यूट्रिनो द्रव्यमान का पता लगाना ब्रह्माण्ड के विकास और ब्रह्माण्ड में पदार्थ और प्रतिकण पदार्थ के असंतुलन को समझने में महत्वपूर्ण हो सकता है।

4. गुरुत्वाकर्षण तरंगों का प्रत्यक्ष अवलोकन:

2015 में, LIGO प्रयोग ने गुरुत्वाकर्षण तरंगों का पहला प्रत्यक्ष अवलोकन किया। गुरुत्वाकर्षण तरंगें अंतरिक्ष-समय में तरंगें होती हैं, जो बड़े पैमाने पर घटनाओं, जैसे कि दो ब्लैक होल्स के टकराने से उत्पन्न होती हैं। गुरुत्वाकर्षण तरंगों का अवलोकन ब्रह्माण्ड का अध्ययन करने का एक बिल्कुल नया तरीका प्रदान करता है और ब्रह्माण्ड के बारे में हमारी समझ को मौलिक रूप से बदल सकता है।

5. क्वांटम कंप्यूटर का उपयोग:

क्वांटम कंप्यूटर पारंपरिक कंप्यूटर से अलग होते हैं और वे क्वांटम यांत्रिकी के सिद्धांतों का उपयोग करके गणना करते हैं। क्वांटम कंप्यूटर कण भौतिकी में कई जटिल समस्याओं को हल करने में क्रांतिकारी परिवर्तन ला सकते हैं, जैसे कि कणों के व्यवहार का मॉडल बनाना और नए बल खोजने के लिए संभावित उम्मीदवारों की पहचान करना।

कण भौतिकी का भविष्य: ब्रह्माण्ड के रहस्यों को और अधिक सुलझाने की ओर

कण भौतिकी, ब्रह्माण्ड के सबसे छोटे कणों और उनके बीच के अंतरंग बलों का अध्ययन, हमारे आस-पास की दुनिया को समझने की यात्रा में लगातार सीमाओं को पार कर रही है। हाल के वर्षों में हुए अभूतपूर्व खोजों ने हमें ब्रह्माण्ड के रहस्यों को उजागर करने के करीब ला दिया है, लेकिन भविष्य में और भी रोमांचक संभावनाएं हमारा इंतजार कर रही हैं। आइए देखें कि कण भौतिकी अनुसंधान का भविष्य कैसा दिख सकता है:

1. मानक मॉडल से परे:

वर्तमान में, कण भौतिकी का आधारभूत सिद्धांत मानक मॉडल है। हालांकि यह कई प्रश्नों का उत्तर देता है, यह ब्रह्माण्ड के सभी पहलुओं को स्पष्ट नहीं करता है। भविष्य के अनुसंधान का एक प्रमुख लक्ष्य मानक मॉडल की सीमाओं को पार करना और इसकी कमियों को भरना है। वैज्ञानिक यह समझने की कोशिश कर रहे हैं कि डार्क मैटर और डार्क एनर्जी क्या हैं, जो ब्रह्माण्ड के अधिकांश द्रव्यमान और ऊर्जा का निर्माण करते हैं, लेकिन अभी तक खोजे नहीं जा सके हैं। इसके अलावा, वे नए बलों और कणों की तलाश कर रहे हैं जो मानक मॉडल में शामिल नहीं हैं और ब्रह्माण्ड के व्यवहार को और अधिक सटीक रूप से समझाने में मदद कर सकते हैं।

2. अगली पीढ़ी के त्वरक:

कणों के व्यवहार का अध्ययन करने के लिए, वैज्ञानिकों को उन्हें अत्यधिक गति तक बढ़ाने की आवश्यकता होती है। यही कारण है कि शक्तिशाली कण त्वरक जैसे LHC (Large Hadron Collider) का निर्माण किया गया है। भविष्य में, और भी शक्तिशाली त्वरक बनने की उम्मीद है, जैसे कि International Linear Collider (ILC) और Compact Linear

Collider (CLIC)। ये त्वरक उच्च ऊर्जा तक कणों को बढ़ा सकेंगे, जिससे वैज्ञानिकों को अज्ञात क्षेत्रों का पता लगाने और नए कणों और बलों की तलाश करने का अवसर मिलेगा।

3. नए संसूचकों का विकास:

कण त्वरक कणों को गति प्रदान करते हैं, लेकिन यह संसूचक हैं जो उनके व्यवहार का अवलोकन और मापते हैं। भविष्य में, वैज्ञानिकों को और अधिक संवेदनशील और सटीक संसूचकों की आवश्यकता होगी जो कमजोर संकेतों का पता लगा सकें और कणों के टकरावों का विस्तृत डेटा प्रदान कर सकें। ये संसूचक अगली पीढ़ी के त्वरकों के साथ मिलकर वैज्ञानिकों को कणों के रहस्यों को और अधिक गहराई से समझने का मौका देंगे।

4. क्वांटम कंप्यूटर का उपयोग:

क्वांटम कंप्यूटर क्वांटम यांत्रिकी के सिद्धांतों का उपयोग करके गणना करते हैं और पारंपरिक कंप्यूटर की तुलना में कई समस्याओं को हल करने में तेजी और अधिक कुशल होते हैं। भविष्य में, क्वांटम कंप्यूटर कण भौतिकी के लिए एक क्रांतिकारी उपकरण बनने की उम्मीद है। वे कणों के जटिल व्यवहार का मॉडल बनाने, डेटा विश्लेषण में तेजी लाने और ब्रह्माण्ड के रहस्यों को समझने के लिए नए सैद्धांतिक टूल विकसित करने में मदद कर सकते हैं।

5. वैश्विक सहयोग:

कण भौतिकी एक वैश्विक अनुसंधान क्षेत्र है, जिसमें दुनिया भर के वैज्ञानिक और इंजीनियर मिलकर काम करते हैं। भविष्य में, यह सहयोग और भी महत्वपूर्ण हो जाएगा। अगली पीढ़ी के त्वरकों और संसूचकों के निर्माण और संचालन के लिए अंतर्राष्ट्रीय सहयोग की आवश्यकता होगी।

इसके अलावा, डेटा का विश्लेषण और व्याख्या करने के लिए वैज्ञानिकों को विभिन्न क्षेत्रों और देशों के विशेषज्ञों के साथ मिलकर काम करना होगा।

कण भौतिकी वैज्ञानिक खोज का एक अग्रणी क्षेत्र है, जो ब्रह्माण्ड के सबसे छोटे कणों और उनके बीच के बलों के रहस्यों को उजागर करने का प्रयास करता है। वर्षों से, इस क्षेत्र ने हमारे ब्रह्माण्ड के बारे में हमारी समझ को बदल दिया है और हमें नई तकनीकों और चिकित्सा उपचारों के विकास का मार्ग दिखाया है। लेकिन कण भौतिकी का भविष्य कैसा होगा? आइए कुछ ऐसे प्रमुख क्षेत्रों पर नज़र डालें, जो भविष्य में अनुसंधान को आकार दे सकते हैं:

1. मानक मॉडल से परे:

मानक मॉडल कण भौतिकी का वर्तमान आधार है, जो कणों और बलों को वर्णित करता है। हालांकि, यह मॉडल ब्रह्माण्ड के सभी रहस्यों को स्पष्ट नहीं करता है। उदाहरण के लिए, यह गुरुत्वाकर्षण बल को शामिल नहीं करता है और डार्क मैटर और डार्क एनर्जी के अस्तित्व को पूरी तरह से समझा नहीं सकता है। भविष्य के अनुसंधान का एक महत्वपूर्ण लक्ष्य मानक मॉडल से परे जाना और एक ऐसा नया सिद्धांत खोजना है जो ब्रह्माण्ड के सभी बलों और कणों को एकीकृत करे।

2. नए कण त्वरक और संसूचक:

कणों के व्यवहार का गहन अध्ययन करने के लिए नए और भी शक्तिशाली त्वरक और संसूचकों की आवश्यकता है। इन उपकरणों का उपयोग कणों को और भी अधिक गति तक बढ़ाने और उनके टकरावों का बेहतर ढंग से अध्ययन करने के लिए किया जाएगा। उदाहरण के लिए, हाई-ल्यूमिनोसिटी एलएचसी और अंतर्राष्ट्रीय लीनियर कोलाइडर

जैसे भविष्य के त्वरक मानक मॉडल के सटीक परीक्षण और नए कणों की खोज में महत्वपूर्ण भूमिका निभाएंगे।

3. न्यूट्रिनो रहस्यों को उजागर करना:

न्यूट्रिनो ब्रह्माण्ड में सबसे रहस्यमय कणों में से एक हैं। इन कणों का द्रव्यमान बहुत कम है, वे बहुत कमजोर रूप से अन्य कणों के साथ बातचीत करते हैं, और उन्हें अध्ययन करना चुनौतीपूर्ण है। भविष्य के अनुसंधान न्यूट्रिनो के द्रव्यमान और अन्य गुणों को और अधिक सटीक रूप से मापने पर केंद्रित होगा। यह शोध ब्रह्माण्ड के विकास और पदार्थ और प्रतिकण पदार्थ के असंतुलन को समझने में मदद कर सकता है।

4. गुरुत्वाकर्षण तरंगों का उपयोग करके ब्रह्माण्ड का अध्ययन:

2015 में गुरुत्वाकर्षण तरंगों का पहला प्रत्यक्ष अवलोकन कण भौतिकी में एक क्रांतिकारी घटना थी। ये तरंगें हमें ब्रह्माण्ड में होने वाली सबसे हिंसक घटनाओं, जैसे कि ब्लैक होल्स के टकराने, का अवलोकन करने का एक नया तरीका प्रदान करती हैं। भविष्य में, वैज्ञानिकों का लक्ष्य गुरुत्वाकर्षण तरंगों का उपयोग करके ब्रह्माण्ड के विकास, ब्लैक होल्स के रहस्यों, और बड़े पैमाने पर संरचनाओं के गठन को बेहतर ढंग से समझना है।

5. क्वांटम कंप्यूटर का क्रांतिकारी प्रभाव:

क्वांटम कंप्यूटर पारंपरिक कंप्यूटर से अलग होते हैं और वे क्वांटम यांत्रिकी के सिद्धांतों का उपयोग करके गणना करते हैं। क्वांटम कंप्यूटर कण भौतिकी में कई जटिल समस्याओं को हल करने में क्रांतिकारी परिवर्तन ला सकते हैं, जैसे कि कणों के व्यवहार का मॉडल बनाना, बड़ी मात्रा में डेटा का विश्लेषण करना, और नए बल खोजने के लिए संभावित उम्मीदवारों की पहचान करना।

Chapter 5: The Universe at Play

अध्याय 5: ब्रह्माण्ड का खेल [सुपरनोवा विस्फोट की छवि]

ब्रह्माण्ड के नृत्य में मानक मॉडल कणों की भूमिका: एक अदृश्य नाटक

ब्रह्माण्ड एक रंगीन, महान मंच है, जहां हर एक कण एक कलाकार की तरह अपनी भूमिका निभा रहा है। हालांकि, ये कलाकार इतने छोटे हैं कि हम उन्हें नग्न आंखों से नहीं देख सकते। फिर भी, उनका नृत्य ब्रह्माण्ड में होने वाली हर घटना को निर्देशित करता है। ये कलाकार मानक मॉडल के कण हैं, जिनका ब्रह्माण्ड के नाटक में एक महत्वपूर्ण और अदृश्य भूमिका है। आइए देखें कि कैसे ये कण आपस में बातचीत करते हैं और ब्रह्माण्ड को आकार देते हैं:

1. निर्माण के आधार: क्वार्क और लेप्टॉन:

ब्रह्माण्ड के भारी पदार्थ, जैसे कि परमाणुओं के नाभिक, क्वार्क नामक छोटे कणों से बने होते हैं। छह तरह के क्वार्क आपस में जुड़कर प्रोटॉन, न्यूट्रॉन और अन्य कणों का निर्माण करते हैं। लेप्टॉन, इलेक्ट्रॉन, म्यूऑन और टॉ जैसे कण, जो नाभिक के बाहर पाए जाते हैं, भी महत्वपूर्ण भूमिका निभाते हैं। वे रासायनिक बंधन में शामिल होते हैं और विद्युत धारा का संचालन करते हैं।

2. बल का नाटक: बल वाहक कण:

कण एक-दूसरे से अकेले नहीं बातचीत करते। वे चार मौलिक बलों के माध्यम से जुड़े हुए हैं, जिन्हें बल वाहक कणों द्वारा नियंत्रित किया जाता

है। ग्लून्स नामक कण प्रबल बल को ले जाते हैं, जो क्वार्क को नाभिक के अंदर एक साथ रखता है। विद्युत चुम्बकीय बल फोटॉनों द्वारा ले जाया जाता है, जो बिजली और चुंबकत्व के लिए जिम्मेदार है। कमजोर बल W और Z बोसोन कणों द्वारा ले जाया जाता है और रेडियोधर्मिता जैसे प्रक्रियाओं में भूमिका निभाता है। गुरुत्वाकर्षण बल का वाहक कण अभी तक नहीं खोजा गया है, लेकिन यह ब्रह्माण्ड में बड़े पैमाने की संरचनाओं को नियंत्रित करता है।

3. सूर्य का प्रकाश: नाभिकीय संलयन का नृत्य:

सूर्य की चमक और पृथ्वी पर जीवन का अस्तित्व हाइड्रोजन परमाणुओं के नाभिकीय संलयन पर निर्भर करता है। इस प्रक्रिया में, दो हाइड्रोजन परमाणु एक साथ जुड़कर हीलियम नाभिक का निर्माण करते हैं और अत्यधिक ऊर्जा छोड़ते हैं। यह नाभिकीय संलयन प्रबल बल के बिना संभव नहीं होगा, जो प्रोटॉन को नाभिक के अंदर एक साथ रखता है, और कमजोर बल, जो प्रोटॉन को हीलियम नाभिक बनाने के लिए आवश्यक परिवर्तन में सहायता करता है।

4. जीवन का रहस्य: रेडियोधर्मिता का नृत्य:

कुछ नाभिक अस्थिर होते हैं और रेडियोधर्मिता के रूप में क्षय हो जाते हैं। इस प्रक्रिया में, नाभिक कमजोर बल की मदद से न्यूट्रॉन को प्रोटॉन, इलेक्ट्रॉन और एंटीन्यूट्रिनो में बदल देता है। रेडियोधर्मिता से निकलने वाली ऊर्जा और कण चिकित्सा उपचार, भूगर्भिक अध्ययन और कार्बन डेटिंग जैसे अनुप्रयोगों में उपयोगी होते हैं।

5. ब्रह्माण्ड का भविष्य: नए कणों का नृत्य?

मानक मॉडल ब्रह्माण्ड के बारे में बहुत कुछ समझाता है, लेकिन यह अभी भी अधूरा है। वैज्ञानिकों को संदेह है कि ब्रह्माण्ड में मानक मॉडल के

बाहर अन्य कण भी मौजूद हो सकते हैं। इन कणों की खोज भविष्य के कण त्वरकों और संसूचकों के साथ की जा सकती है।

ब्रह्माण्ड एक महानाटक है, जहाँ अदृश्य कण सूक्ष्म स्तर पर एक जटिल नृत्य करते हैं। इन कणों के बीच के आकर्षण और प्रतिकर्षण के सूत्रधार मानक मॉडल के कण होते हैं। ये कण न केवल पदार्थ का निर्माण करते हैं, बल्कि ब्रह्माण्ड में होने वाली हर घटना में भी महत्वपूर्ण भूमिका निभाते हैं। आइए देखें कि मानक मॉडल के कण कैसे ब्रह्माण्ड के नाटककार बनते हैं:

1. नाटक का आधार: मौलिक बल और कण:

ब्रह्माण्ड के महानाटक में चार निर्देशक होते हैं: गुरुत्वाकर्षण, विद्युत चुम्बकीय बल, प्रबल बल और दुर्बल बल। ये बल कणों के बीच के आकर्षण और प्रतिकर्षण के लिए जिम्मेदार हैं, और ब्रह्माण्ड में होने वाली हर क्रिया को प्रभावित करते हैं। मानक मॉडल के कण इन बलों के वाहक और नर्तक हैं, जो कणों के बीच बातचीत का माध्यम बनते हैं।

2. मंच का निर्माण: प्रबल बल के क्वार्क कारीगर:

प्रबल बल नाभिक के अंदर प्रोटॉन और न्यूट्रॉन को एक साथ बांधे रखने का बल है। यह बल इतना शक्तिशाली है कि नाभिक को टूटने से रोकता है, और इस तरह से परमाणुओं का निर्माण और अस्तित्व संभव होता है। प्रबल बल के वाहक ग्लून्स कहलाते हैं, जो क्वार्क नामक छोटे कणों के बीच मजबूत बंधन बनाते हैं, और इस तरह से नाभिक को एक स्थिर इकाई के रूप में रखते हैं। बिना प्रबल बल और उसके कणों के, ब्रह्माण्ड में तत्वों की विविधता और स्थिर परमाणुओं का अस्तित्व असंभव होता।

3. प्रकाश का नृत्य: विद्युत चुम्बकीय बल का जादूगर:

विद्युत चुम्बकीय बल आणविक बंधनों और रासायनिक प्रतिक्रियाओं का आधार है। यह बल आवेशयुक्त कणों के बीच आकर्षण और प्रतिकर्षण पैदा करता है, जिससे अणुओं का निर्माण होता है और रासायनिक प्रतिक्रियाएं संभव होती हैं। विद्युत चुम्बकीय बल बिजली और चुंबकत्व के लिए भी जिम्मेदार है, और हमारे दैनिक जीवन में कई तरह से उपयोग किया जाता है। बिना विद्युत चुम्बकीय बल के, हम ठोस पदार्थों का निर्माण, रासायनिक प्रतिक्रियाएं और जीवन का अस्तित्व नहीं देख पाते।

4. नाटक की गति: दुर्बल बल के छिपे हुए नर्तक:

दुर्बल बल ब्रह्माण्ड में सबसे कमजोर बलों में से एक है, लेकिन यह रेडियोधर्मिता और कुछ नाभिकीय प्रक्रियाओं के लिए आवश्यक है। यह बल न्यूट्रॉन को प्रोटॉन, इलेक्ट्रॉन और एंटीन्यूट्रिनो में बदलने में मदद करता है, जिससे ऊर्जा और अन्य कणों का उत्सर्जन होता है। दुर्बल बल कोशिकाओं में डीएनए की मरम्मत और उत्परिवर्तन में भी भूमिका निभाता है। बिना दुर्बल बल के, हम रेडियोधर्मिता से उत्पन्न ऊर्जा का उपयोग नहीं कर पाते और जीवन की उत्पत्ति और विकास की प्रक्रिया अलग हो सकती है।

5. ब्रह्माण्ड का संचालन: गुरुत्वाकर्षण का सूत्रधार:

गुरुत्वाकर्षण बल ब्रह्माण्ड में सबसे परिचित बल है। यह सभी द्रव्यमान के बीच आकर्षण का बल है, जो ग्रहों को सूर्य की ओर खींचता है और हमें जमीन पर टिकाए रखता है। हालांकि यह बल कमजोर होता है, लेकिन यह ब्रह्माण्ड में संरचनाओं के गठन और बड़े पैमाने पर वस्तुओं के आंदोलन को निर्धारित करता है।

तारों का जन्म: नाभिकीय नृत्य का चमत्कार

ब्रह्माण्ड में चमकते तारे न केवल रोमांचक सौंदर्य का स्रोत हैं, बल्कि जीवन और ऊर्जा का भी उद्गम हैं। उनके तेजस्वी प्रकाश के पीछे एक शक्तिशाली नाटकीय घटना छिपी हुई है - नाभिकीय प्रतिक्रियाओं का अविरत नृत्य। यह नृत्य ही है जो तारों को जन्म देता है और उन्हें अरबों वर्षों तक चमकता रहने का ईंधन प्रदान करता है। आइए देखें कि नाभिकीय प्रतिक्रियाएं कैसे ब्रह्माण्ड के इन नृत्यशालाओं को जन्म देती हैं:

1. नाभिकीय नृत्य का मंच: तारों का जन्मस्थान

तारों का जन्मस्थान विशाल ठंडे गैस और धूल के बादलों में होता है, जिन्हें नैबुला कहते हैं। इन बादलों के अंदर गुरुत्वाकर्षण का बल लगातार खींचता रहता है, जिससे गैस के कण एक-दूसरे के करीब आते हैं। जैसे-जैसे घनत्व बढ़ता है, दबाव और तापमान भी बढ़ते हैं, और नाभिकीय नृत्य का मंच तैयार होता है।

2. हाइड्रोजन का फ्यूजन: तारों का ईंधन

इस नृत्य का प्रमुख नायक हाइड्रोजन परमाणु है, जो ब्रह्माण्ड का सबसे प्रचुर तत्व है। अत्यधिक दबाव और तापमान के कारण, हाइड्रोजन के परमाणु इतने करीब आ जाते हैं कि उनके नाभिक एक-दूसरे से टकराते हैं। इस टकराव में, नाभिक फ्यूज हो जाते हैं, जिसका अर्थ है कि वे एक साथ जुड़कर हीलियम परमाणु का निर्माण करते हैं। इस फ्यूजन प्रक्रिया में भारी मात्रा में ऊर्जा निकलती है, जो तारे को चमकता रहने का ईंधन प्रदान करती है।

3. चेन रिएक्शन का प्रलय: तारों का जीवनचक्र

पहला फ्यूजन ही अन्त नहीं है। हीलियम से बने नाभिक भी आपस में जुड़ सकते हैं, जिससे और अधिक ऊर्जा निकलती है और भारी तत्वों का निर्माण होता है। यह चेन रिएक्शन तारे के जीवनकाल तक लगातार चलता रहता है, जहां हाइड्रोजन ईंधन समाप्त होने तक विभिन्न तत्वों का नाभिकीय संलयन होता रहता है।

4. तारों की विविधता: नाभिकीय नृत्य का परिणाम

तारों का आकार, आयु और चमक नाभिकीय नृत्य की प्रारंभिक स्थितियों पर निर्भर करते हैं। बड़े और भारी तारे अधिक तेज गति से फ्यूजन करते हैं, जिससे वे अधिक चमकदार होते हैं, लेकिन उनका जीवनकाल भी छोटा होता है। छोटे और हल्के तारे कम चमकदार होते हैं, लेकिन उनका जीवनकाल लाखों या अरबों वर्षों का हो सकता है।

5. तारों का अंत: नाटक का अंतिम अध्याय

तारों का जीवन हमेशा के लिए नहीं होता। जब उनका हाइड्रोजन ईंधन समाप्त हो जाता है, तो नाभिकीय नृत्य धीमा हो जाता है और तारे का गुरुत्वाकर्षण बल हावी हो जाता है। तारे का आकार सिकुड़ने लगता है, और नाभिकीय प्रक्रियाएं बदल जाती हैं। तारे का प्रकार निर्धारित करता है कि वह किस तरह से मरता है। कुछ तारे सुपरनोवा में विस्फोट कर देते हैं, जो ब्रह्माण्ड में भारी तत्वों का प्रसार करते हैं, जबकि अन्य तारों के अवशेष ब्लैक होल या सफेद बौने के रूप में रह जाते हैं।

6. नाभिकीय नृत्य का महत्व: जीवन का स्रोत

नाभिकीय प्रतिक्रियाएं ब्रह्माण्ड में जीवन के लिए आवश्यक तत्वों का निर्माण करती हैं। कार्बन, ऑक्सीजन, नाइट्रोजन और अन्य तत्व जो जीवन के लिए आवश्यक हैं

ब्रह्माण्ड अंधकार में नहीं डूबा होता, अगर नाभिकीय प्रतिक्रियाओं का एक शानदार नृत्य न होता। ये सूक्ष्म प्रक्रियाएं, जो अणुओं के सबसे छोटे भागों के भीतर घटित होती हैं, ब्रह्माण्ड के जीवनदायी तारों को जन्म देती हैं और उनके अंदर ऊर्जा का एक अविरल प्रवाह उत्पन्न करती हैं। आइए देखें कि नाभिकीय प्रतिक्रियाएं ब्रह्माण्ड में तारों के जन्म और उनके प्रकाश के नृत्य में कैसे महत्वपूर्ण भूमिका निभाती हैं:

1. अंधकार का साम्राज्य:

ब्रह्माण्ड की शुरुआत में, प्रोटॉन और न्यूट्रॉन जैसे कण अंतरिक्ष में बिखरे हुए थे। ये कण गुरुत्वाकर्षण के बल से एक-दूसरे के करीब आते थे, और अंततः विशाल गैस के बादलों का निर्माण हुआ। लेकिन ये बादल अंधकार में डूबे हुए थे, क्योंकि उनके पास प्रकाश उत्पन्न करने की क्षमता नहीं थी।

2. घनत्व का जादूगर:

गैस के बादलों के अंदर, गुरुत्वाकर्षण लगातार दबाव बढ़ाता है। जब दबाव एक महत्वपूर्ण बिंदु तक पहुंच जाता है, तो नाभिकीय प्रतिक्रियाओं का जादू शुरू होता है। प्रोटॉन और न्यूट्रॉन इतने करीब आते हैं कि उनके बीच प्रबल बल एक नया, भारी नाभिक बनाने के लिए उन्हें एक साथ जोड़ देता है।

3. हाइड्रोजन का नृत्य:

सबसे आम नाभिकीय प्रतिक्रिया में, चार हाइड्रोजन परमाणु मिलकर एक हीलियम परमाणु बनाते हैं। इस प्रक्रिया में, थोड़ा द्रव्यमान ऊर्जा में बदल जाता है, जो प्रकाश और गर्मी के रूप में निकलती है। यह प्रकाश और गर्मी गैस के बादल को गर्म करती है और इसे और अधिक सिकोड़ती है, जिससे और अधिक नाभिकीय प्रतिक्रियाओं की श्रृंखला शुरू होती है।

4. जन्म का तूफान:

जैसे-जैसे नाभिकीय प्रतिक्रियाएं तेज होती हैं, गैस का बादल और अधिक गर्म और घना होता जाता है। आखिरकार, यह इतना गर्म और घना हो जाता है कि उसका केंद्र एक तारे के रूप में प्रज्वलित हो उठता है। इस प्रचंड गर्मी और दबाव के कारण नाभिकीय प्रतिक्रियाएं एक नियंत्रित तूफान की तरह जमकर चलती हैं, लगातार ऊर्जा पैदा करती हैं और तारे को चमकाती रहती हैं।

5. प्रकाश का स्रोत:

तारों के अंदर होने वाली नाभिकीय प्रतिक्रियाएं हमारे लिए आवश्यक ऊर्जा का स्रोत हैं। सूर्य में होने वाला हाइड्रोजन फ्यूजन हमें प्रकाश, गर्मी और जीवन को बनाए रखने के लिए आवश्यक ऊर्जा प्रदान करता है। अन्य तारे भी ब्रह्माण्ड में प्रकाश और ऊर्जा के स्रोत हैं, जो ग्रहों को गर्म करते हैं और जीवन के अस्तित्व की संभावना को बढ़ाते हैं।

6. जीवन का ईंधन:

नाभिकीय प्रतिक्रियाएं न केवल प्रकाश और ऊर्जा का स्रोत हैं, बल्कि उन्होंने ब्रह्माण्ड में पाए जाने वाले तत्वों का निर्माण भी किया है। तारों के अंदर होने वाली जटिल प्रक्रियाओं के माध्यम से, हाइड्रोजन हीलियम में बदल जाता है, और फिर हीलियम अन्य तत्वों, जैसे लौह, कार्बन और ऑक्सीजन में बदल जाता है। ये तत्व ग्रहों का निर्माण करते हैं और जीवन के लिए आवश्यक हैं।

7. तारों का अस्तित्व और विरासत:

तारों का जीवन नाभिकीय प्रतिक्रियाओं पर निर्भर करता है। जब तारे का ईंधन समाप्त हो जाता है, तो नाभिकीय प्रतिक्रियाएं धीमी हो जाती हैं, और तारा धीरे-धीरे अपने आप को ढहने लगता है।

तारों का नृत्य: जन्म से लेकर विदाई तक

ब्रह्माण्ड के ऊंचे आकाश में टिमटिम करते नन्हे चिराग, तारे, एक अद्भुत जीवन चक्र से गुजरते हैं। उनके अस्तित्व का सार विद्युत चुम्बकीय नृत्य और नाभिकीय प्रतिक्रियाओं का एक महानाटक है, जो ब्रह्माण्ड को प्रकाश और ऊर्जा से भर देता है। आइए, इस महानाटक के विभिन्न चरणों पर एक नज़र डालें:

1. गैस का घूमता हुआ महासागर:

ब्रह्माण्डीय मंच पर, घूमते हुए गैस के विशाल बादल नाटक का आरंभ करते हैं। ये बादल गुरुत्वाकर्षण के सूत्रधार के निर्देशन में घूमते और परस्पर टकराते हैं। इस टकराव से घनत्व बढ़ता है, और नृत्य का अगला चरण शुरू होता है।

2. प्रज्वलन का पल:

जब घनत्व एक महत्वपूर्ण बिंदु तक पहुंच जाता है, तो गैस के अंदर एक विद्रोह होता है। विद्युत चुम्बकीय बल हाइड्रोजन के हल्के परमाणुओं को एक साथ चिपकाना शुरू करता है, और नाभिकीय भट्टी जल उठती है। इस महाविस्फोट में, हाइड्रोजन हीलियम में बदल जाता है, और साथ ही में प्रकाश और ऊर्जा की एक अविरल धारा उत्पन्न होती है।

3. जन्म लेता है तारा:

यह प्रज्वलन का पल ही वह क्षण है, जब एक नवजात तारा जन्म लेता है। आगामी लाखों वर्षों तक, तारे का केंद्र एक नाभिकीय फ्यूजन रिएक्टर के रूप में कार्य करता है, लगातार हाइड्रोजन को हीलियम में बदलता है। यह प्रक्रिया तारे को तेजस्वी बनाती है और उसे ब्रह्माण्ड में प्रकाश का एक शक्तिशाली स्रोत बनाती है।

4. प्रकाश का नृत्य:

तारे के जीवन के इस मुख्य अनुक्रम चरण में, नाभिकीय भट्टी से उत्पन्न प्रकाश और ऊर्जा अंतरिक्ष में फैलती है। यह ऊर्जा न केवल ग्रहों को गर्म करती है और जीवन के लिए आवश्यक परिस्थितियां बनाती है, बल्कि ब्रह्माण्ड में होने वाली अन्य प्रक्रियाओं को भी शक्ति प्रदान करती है।

5. बढ़ता हुआ भार:

हालांकि, तारों का जीवन हमेशा के लिए नहीं होता। जैसे-जैसे नाभिकीय फ्यूजन जारी रहता है, हीलियम का संचय बढ़ता जाता है। यह संचय तारे के गुरुत्वाकर्षण बल से टकराता है, और तारे का आकार धीरे-धीरे बढ़ने लगता है।

6. परिवर्तन का दौर:

तारे के जीवन के अगले चरण में, नाभिकीय फ्यूजन का स्वरूप बदल जाता है। हीलियम स्वयं भट्टी में ईंधन बन जाता है, और भारी तत्वों का निर्माण शुरू होता है। इस परिवर्तन के दौरान, तारे का तापमान और चमक बढ़ सकती है, और वह एक विशाल लाल तारे में बदल सकता है।

7. अंतिम नृत्य:

जब तारे का ईंधन समाप्त हो जाता है, तो उसका जीवन का अंतिम अध्याय शुरू होता है। तारे का प्रकार निर्धारित करता है कि उसका अंत किस रूप में होगा। छोटे तारे धीरे-धीरे ठंडे होकर सफेद बौने में बदल जाते हैं, जबकि बड़े तारे एक शानदार सुपरनोवा विस्फोट में समाप्त हो सकते हैं।

8. विरासत का उपहार:

तारों का जीवन भले ही समाप्त हो जाए, लेकिन उनकी विरासत ब्रह्माण्ड में हमेशा के लिए बनी रहती है। सुपरनोवा विस्फोट भारी तत्वों को बिखेर देते हैं, जो नए तारों और ग्रहों के निर्माण का आधार बनते हैं। यहां तक कि सफेद बौने अपने गुरुत्वाकर्षण के बल से आसपास के पदार्थ को आकर्षित करके नए तारों के जन्म का कारण बन सकते हैं।

ब्रह्माण्ड की विशालता में असंख्य तारे चमकते हैं, लेकिन ये चमकते हुए दीए हमेशा एक जैसे नहीं रहते। उनका जीवन एक महानाटक की तरह होता है, जिसमें जन्म, विकास और एक शानदार या शांत अंत शामिल है। आइए इस नृत्य पर नज़र डालें और देखें कि तारों का जीवन चक्र कैसा होता है:

1. प्रारंभिक नृत्य: गैस के बादलों का घूमना

ब्रह्माण्ड की खाली जगहों में विशाल गैस के बादल तैरते हैं, जिनमें हाइड्रोजन, हीलियम और अन्य तत्वों के परमाणु बिखरे हुए हैं। ये बादल गुरुत्वाकर्षण के बल से एक-दूसरे के करीब आते हैं, और इस नृत्य के दौरान वे घूमने लगते हैं। जैसे-जैसे घूमने की गति बढ़ती है, बादल और अधिक सघन होते जाते हैं, और तारे के जन्म का मंच तैयार होता है।

2. प्रज्वलन का क्षण: नाभिकीय प्रतिक्रियाओं का तूफान

जब गैस का बादल काफी सघन हो जाता है, तो उसके केंद्र में तापमान और दबाव इतना बढ़ जाता है कि नाभिकीय प्रतिक्रियाएं शुरू हो जाती हैं। इस प्रक्रिया में, हाइड्रोजन परमाणु जुड़कर हीलियम नाभिक बनाते हैं, और इस दौरान ऊर्जा की एक मात्रा प्रकाश और गर्मी के रूप में निकलती है। ये नाभिकीय प्रतिक्रियाएं एक तूफान की तरह भड़कती हैं, और केंद्र में एक प्रचंड दबाव पैदा करती हैं, जिससे तारा प्रज्वलित हो उठता है।

3. मुख्य अनुक्रम का प्रभामंडल: संतुलन का नाटक

नवजात तारा मुख्य अनुक्रम के चरण में प्रवेश करता है। इस चरण में, नाभिकीय प्रतिक्रियाएं लगातार ऊर्जा पैदा करती हैं, जो तारे को चमकाती रखती हैं। साथ ही, तारे का अपना गुरुत्वाकर्षण बल इसे अंदर की ओर खींचने की कोशिश करता है। इन विरोधी बलों के बीच एक नाजुक संतुलन होता है, जो तारे को स्थिर रखता है और उसकी चमक को बनाए रखता है। मुख्य अनुक्रम के तारे हमारे सूर्य की तरह ब्रह्माण्ड में सबसे आम तारे हैं, और उनका जीवनकाल लाखों से लेकर अरबों वर्षों तक हो सकता है।

4. आकार का रहस्य: तारे का भविष्य तय करना

तारे का आकार उसके जीवन चक्र को महत्वपूर्ण रूप से प्रभावित करता है। बड़े तारे अपने ईंधन का तेजी से उपयोग करते हैं और चमकदार होते हैं, लेकिन उनका जीवनकाल छोटा होता है। छोटे तारे अधिक धीरे-धीरे जलते हैं और कम चमकदार होते हैं, लेकिन उनका जीवनकाल कहीं अधिक लंबा होता है। इसलिए, एक बड़ा तारा एक शानदार सुपरनोवा में विस्फोट कर सकता है, जबकि एक छोटा तारा धीरे-धीरे ठंडा होकर एक शांत सफेद बौने में बदल सकता है।

5. लाल विशाल का आलिंगन: ईंधन का अंत

जब मुख्य अनुक्रम के तारे का हाइड्रोजन ईंधन समाप्त हो जाता है, तो नाभिकीय प्रतिक्रियाएं केंद्र में धीमी पड़ने लगती हैं। गुरुत्वाकर्षण बल अब हावी हो जाता है, और तारा अपने ही वजन के नीचे दबने लगता है। तारा सूज जाता है और एक लाल विशाल में बदल जाता है, जो अपने आसपास के क्षेत्र को लाल रंग की रोशनी से नहला देता है।

6. जीवन का अंत: विस्फोट या फीकापन

लाल विशाल का भविष्य उसके आकार पर निर्भर करता है। बड़े तारे अपनी बाहरी परतों को उछाल देते हैं, जो ग्रहीय निहारिकाओं का निर्माण करते हैं

ब्रह्माण्ड का रहस्योद्घाटन: मानक मॉडल का जादू

ब्रह्माण्ड के रहस्यों को उजागर करने का सफर सदियों से मानवता का लक्ष्य रहा है। आज, वैज्ञानिकों के पास एक शक्तिशाली उपकरण है - मानक मॉडल - जो हमें ब्रह्माण्ड के मूलभूत कणों और उनके बीच के बलों को समझने में मदद करता है। आइए देखें कि मानक मॉडल कैसे ब्रह्माण्ड का रहस्योद्घाटन करता है:

1. ब्रह्माण्ड के निर्माण खंड: कणों का नृत्य

मानक मॉडल के अनुसार, ब्रह्माण्ड का निर्माण छह प्रकार के कणों से होता है - क्वार्क, लेप्टॉन, और बोसोन। ये कण इतने छोटे हैं कि हम उन्हें नग्न आंखों से नहीं देख सकते, लेकिन उनके नृत्य से ही ब्रह्माण्ड की हर घटना घटित होती है।

क्वार्क: ये सूक्ष्म कण प्रोटॉन और न्यूट्रॉन जैसे नाभिकीय कणों को बनाते हैं। विभिन्न क्वार्कों के संयोजन से विभिन्न तत्वों का निर्माण होता है।

लेप्टॉन: ये कण इलेक्ट्रॉन, म्यूऑन और टाउ जैसे कणों को शामिल करते हैं। इलेक्ट्रॉन परमाणुओं के इर्द-गिर्द घूमते हैं और रासायनिक प्रतिक्रियाओं में महत्वपूर्ण भूमिका निभाते हैं।

बोसोन: ये कण बलों के वाहक होते हैं। फोटॉन विद्युत चुम्बकीय बल का वाहक है, ग्लून्स प्रबल बल का वाहक हैं, और W और Z बोसोन कमजोर बल का वाहक हैं। गुरुत्वाकर्षण के लिए अभी तक कोई बोसोन नहीं खोजा गया है।

2. बलों का महानाटक: आकर्षण और प्रतिकर्षण का खेल

मानक मॉडल चार मौलिक बलों को भी परिभाषित करता है जो कणों के बीच बातचीत का निर्धारण करते हैं:

- गुरुत्वाकर्षण: ब्रह्माण्ड में सबसे कमजोर बल, लेकिन खगोलीय संरचनाओं के गठन और आंदोलन के लिए महत्वपूर्ण।

- विद्युत चुम्बकीय बल: परमाणुओं को एक साथ जोड़ता है, रासायनिक प्रतिक्रियाओं को संभव बनाता है, और बिजली और चुंबकत्व के लिए जिम्मेदार है।

- प्रबल बल: नाभिक के अंदर क्वार्कों को एक साथ बांधे रखता है और नाभिकीय स्थिरता को सुनिश्चित करता है।

- दुर्बल बल: रेडियोधर्मिता और कुछ नाभिकीय प्रक्रियाओं के लिए जिम्मेदार है।

मानक मॉडल बताता है कि ये बल कणों के बीच आकर्षण और प्रतिकर्षण पैदा करते हैं, जिससे तारों का जन्म, ग्रहों की परिक्रमा, और ब्रह्माण्ड में हर घटना घटित होती है।

3. ब्रह्माण्ड की भाषा: गणितीय सूत्रों का रहस्य

मानक मॉडल केवल कणों और बलों को सूचीबद्ध नहीं करता, बल्कि उनके बीच के संबंधों को गणितीय सूत्रों के माध्यम से भी व्यक्त करता है। ये सूत्र वैज्ञानिकों को भविष्यवाणी करने में सक्षम बनाते हैं कि कण कैसे व्यवहार करेंगे और कौन सी घटनाएं हो सकती हैं। उदाहरण के लिए, मानक मॉडल का उपयोग करके वैज्ञानिकों ने W और Z बोसोन के अस्तित्व की भविष्यवाणी की, और बाद में उन्हें प्रयोगशाला में खोजा गया।

4. सीमाएं और खोजें: मानक मॉडल से परे

हालांकि मानक मॉडल ब्रह्माण्ड के बारे में हमारी समझ में एक क्रांतिकारी प्रगति का प्रतिनिधित्व करता है, यह सब कुछ नहीं समझाता है। कुछ प्रमुख रहस्य अभी भी मानक मॉडल के दायरे से बाहर हैं:

ब्रह्माण्ड की अनंतता और रहस्यमयता सदियों से वैज्ञानिकों को आकर्षित करती रही है। हम इस विशाल महासागर में तैरते छोटे-छोटे कणों के बारे में जानने के लिए लगातार प्रयास कर रहे हैं। इस खोज में हमारा सबसे शक्तिशाली उपकरण "मानक मॉडल" है, जो ब्रह्माण्ड के मूलभूत कणों और उनके बीच के बलों का एक सिद्धांत है। आइए देखें कि मानक मॉडल कैसे ब्रह्माण्ड के रहस्यों को खोलने का काम करता है:

1. ब्रह्माण्ड का निर्माण खंड: कणों का महानाटक

मानक मॉडल ब्रह्माण्ड के मूलभूत कणों को दो श्रेणियों में विभाजित करता है: फर्मिऑन और बोसॉन। फर्मिऑन वह कण हैं जो पदार्थ का निर्माण करते हैं, जैसे कि इलेक्ट्रॉन, क्वार्क और न्यूट्रिनो। बोसॉन बल वाहक कण हैं, जो कणों के बीच बातचीत का माध्यम बनाते हैं, जैसे कि फोटॉन (विद्युत चुम्बकीय बल), ग्लून्स (प्रबल बल) और W और Z बोसॉन (दुर्बल बल)। ये कण एक महानाटक का अभिनय करते हैं, ब्रह्माण्ड में होने वाली सभी घटनाओं में अपनी भूमिका निभाते हैं।

2. बलों का नृत्य: आकर्षण और प्रतिकर्षण का खेल

मानक मॉडल चार बुनियादी बलों को परिभाषित करता है जो ब्रह्माण्ड में सभी बातचीत को नियंत्रित करते हैं:

- गुरुत्वाकर्षण: ब्रह्माण्ड में सबसे कमजोर बल, लेकिन सभी द्रव्यमान के बीच आकर्षण का कारण है।

- विद्युत चुम्बकीय बल: यह बल आवेशित कणों के बीच आकर्षण और प्रतिकर्षण पैदा करता है, और रसायन विज्ञान, चुंबकत्व और बिजली का आधार है।
- प्रबल बल: नाभिक के अंदर क्वार्कों को एक साथ जोड़ने का बल।
- दुर्बल बल: यह बल रेडियोधर्मिता और कुछ नाभिकीय प्रक्रियाओं के लिए जिम्मेदार है।

मानक मॉडल इन बलों के बीच के संबंधों को भी परिभाषित करता है, यह बताता है कि वे कैसे एक-दूसरे के साथ बातचीत करते हैं और ब्रह्माण्ड में संरचनाओं के निर्माण को प्रभावित करते हैं।

3. क्वांटम का जादू: कणों की आभासी दुनिया

मानक मॉडल क्वांटम यांत्रिकी के सिद्धांतों पर आधारित है, जो हमें कणों के व्यवहार को समझने में मदद करता है। इस सिद्धांत के अनुसार, कण निश्चित स्थान और गति के साथ मौजूद नहीं होते, बल्कि एक संभाव्यता तरंग के रूप में होते हैं। ये संभाव्यता तरंगें लगातार उतार-चढ़ाव करती रहती हैं, और कण इस तरंग के शीर्ष पर मौजूद रहता है। इस तरह से, कण क्षणिक रूप से अन्य कणों का निर्माण और विनाश कर सकते हैं, जो आभासी कण कहलाते हैं। आभासी कण बल वाहकों के रूप में काम कर सकते हैं, वास्तविक कणों के बीच बातचीत को मध्यस्थता कर सकते हैं।

4. प्रायोगों का परीक्षण: सिद्धांत का वचन

मानक मॉडल केवल एक सिद्धांत नहीं है, यह एक भविष्यवाणी करने वाला सिद्धांत भी है। यह हमें ब्रह्माण्ड में होने वाली घटनाओं की भविष्यवाणी करने की अनुमति देता है, जैसे कि कण टकरावों में उत्पन्न होने वाले कणों के प्रकार और ऊर्जा। वैज्ञानिकों ने शक्तिशाली कण त्वरकों और संसूचकों का उपयोग करके इन भविष्यवाणियों का सख्ती से

परीक्षण किया है। अब तक, मानक मॉडल के द्वारा की गई भविष्यवाणियां आश्चर्यजनक रूप से सटीक साबित हुई हैं

www.ingramcontent.com/pod-product-compliance
Lightning Source LLC
LaVergne TN
LVHW020434080526
838202LV00055B/5185